样吃，长得高

营养师的儿童营养指南

——著

中国科学技术出版社
·北 京·

图书在版编目（CIP）数据

这样吃，长得高：临床营养师的儿童营养指南 / 邹亮亮著．-- 北京：中国科学技术出版社，2025. 7.
ISBN 978-7-5236-1535-5

Ⅰ. R153.2-62

中国国家版本馆 CIP 数据核字第 2025U4Z550 号

策划编辑 曹小雅
责任编辑 曹小雅
封面设计 王梦珂
正文设计 中文天地
责任校对 邓雪梅
责任印制 李晓霖

出　　版 中国科学技术出版社
发　　行 中国科学技术出版社有限公司
地　　址 北京市海淀区中关村南大街 16 号
邮　　编 100081
发行电话 010-62173865
传　　真 010-62173081
网　　址 http://www.cspbooks.com.cn

开　　本 880mm × 1230mm　1/32
字　　数 112 千字
印　　张 5.25
版　　次 2025 年 7 月第 1 版
印　　次 2025 年 7 月第 1 次印刷
印　　刷 河北鑫兆源印刷有限公司
书　　号 ISBN 978-7-5236-1535-5
定　　价 52.00 元

目 录

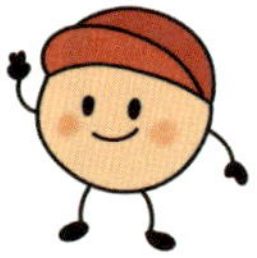

Part 2 蛋白质 - 能量营养不良（PEM）的病理机制

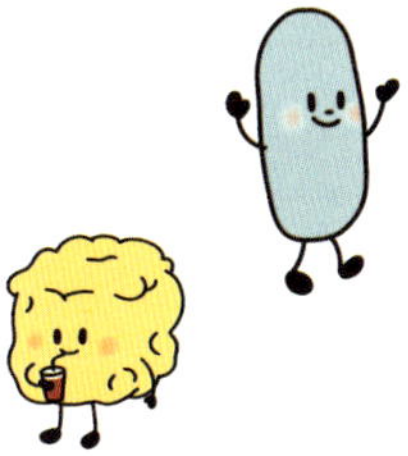

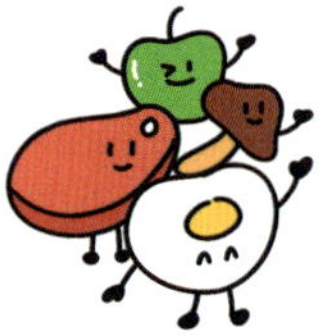

Part 1

儿童身高发育与营养干预的科学基础

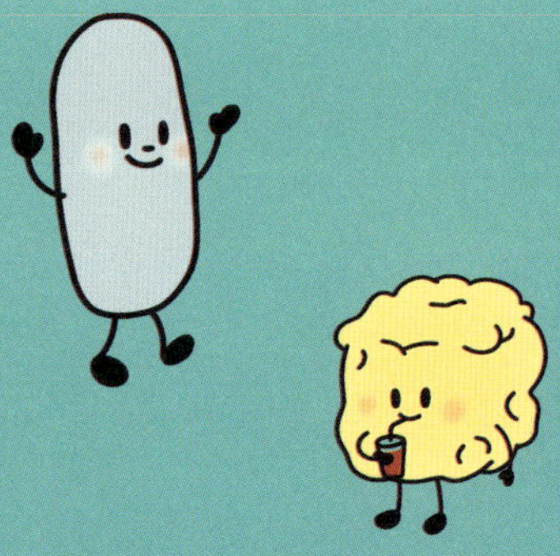

1　身高发育的生物学机制与遗传因素

身高焦虑的科学解读：饮食如何促进长高

每个孩子都是父母的小天使，为了逗他（她）一笑，恨不得把天底下最好的东西都捧到孩子面前。可一到了吃饭的时候，有些“小天使”就变身为“小恶魔”，使出浑身解数抗拒吃饭，无论家人怎么哄、怎么喂，就是不肯乖乖张嘴。平平常常的一顿饭，却成了破坏亲子关系的“罪魁祸首”。

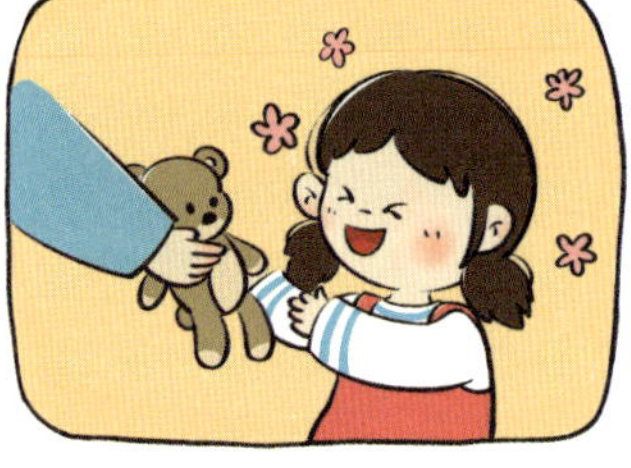

小天使

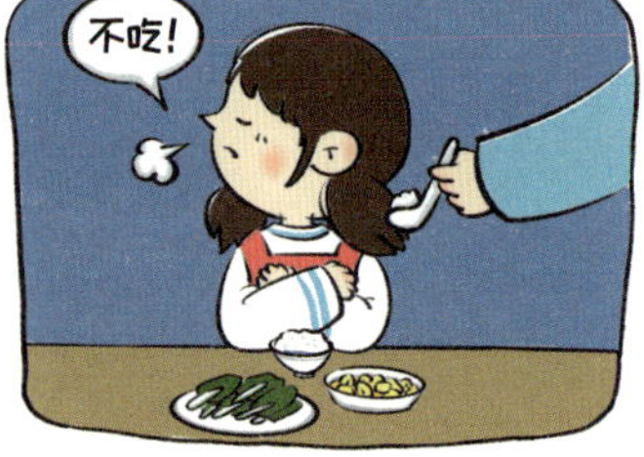

小恶魔

无论是现实中还是网络上，许多家长只要一聊起孩子吃饭这件事，就有几天几夜都倒不完的苦水。有的家长说，自家娃日常只有两种东西不吃：这也不吃，那也不吃。原本温馨有爱、相互陪伴的一家人的用餐时光，总要上演“全武行”。然而，即使父母动用“武力”，也不一定能“威逼”孩子咽下一口饭，只能自己干挠头。家长们实在不解，明明山珍海味、蔬果佳肴天天轮番上桌，为什么有的孩子就像天生胃口没长开似的，无论遇到什么好吃的都只吃一两口就饱了，又或者食量正常却吸收不佳，怎么吃都不长肉。**一些家长还注意到，即便孩子顿顿不落地吃饭，却依然发育得缓慢或滞后，身材瘦小，总比同龄人矮一截。**

对全天下的父母来说，最简单的幸福就是看到孩子大口吃饭，健康茁壮地成长。要是孩子不爱吃饭，又瘦又小、长不高，那可把家长的心都揪紧了。试问，哪个家长会不希望自己的孩子出类拔萃，成为群体中闪闪发光、万众瞩目的那一个呢？

情景展示

从幼儿园开始身高就落后的欣欣

欣欣今年刚上幼儿园，欣欣妈妈注意到：同班级的孩子们，年龄可能就相差几个月，但是在集体活动的时候，全班孩子站在一起，却能看出很明显的身高差异。

看看个头小小、每次活动排队都是队伍“洼地”的欣欣，欣欣妈妈感到非常焦虑。她想，是不是因为欣欣日常饭量小，或者不喜欢自己做的饭菜，所以孩子日常营养不够，这才发育迟缓？长此以往，孩子会不会错过生长发育的黄金时间，将来的身高是不是会受到影响？欣欣妈妈在网上找了很久的资料，想要知道有没有什么办法能让欣欣补充营养，让她长得又高又快，追上其他同龄小朋友的步伐。

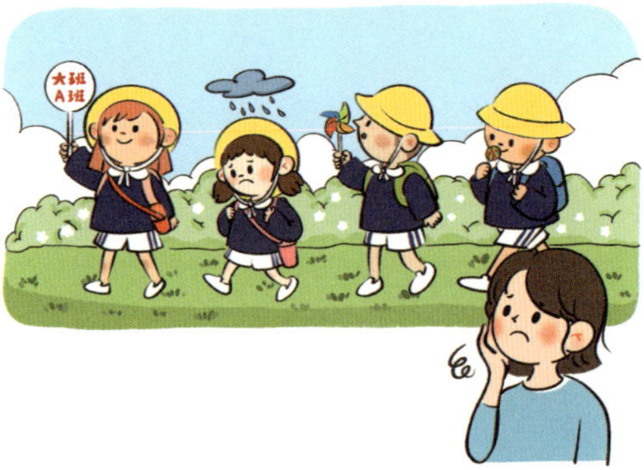

营养师亮亮有话说

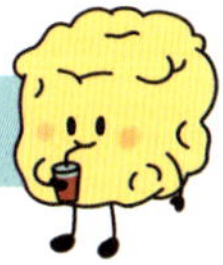

像欣欣妈妈这样的焦虑其实具有一定的普遍性，你是不是也在某些时刻有过这样的担心呢？作为营养师，我经常听到一些家长充满担忧地交流分享孩子的日常情况。

“一起玩的小朋友，就我家的长得矮一点，看上去特别不合群。”

“因为长得矮被小朋友起外号了。”

“因为身高不够，有些表演、活动也不能参加了。”

“我家孩子喜欢跳舞，可因为身高，永远只能站在外围，不能当领舞站在中间。”

很多家长都会说，“只要我家孩子健康快乐就足够了，我不要求他（她）多么优秀。”健康是家长对孩子最基本的期望，而在养育过程中，孩子的生长发育情况就是健康与否最直观的表现，这也是父母能够直接观察到的。例如欣欣妈妈担心孩子身高发育慢是因为不爱吃饭，不爱吃饭就是家长在日常带娃的过程中能够快速发现的情况。有的家长会认为孩子是在任性闹脾气，选择使用“威逼利诱”的方式喂食；有的家长崇尚清淡饮食，每天准备的饭菜简单且单一，孩子不喜欢这样单调的口味，久而久之就越来越抗拒吃饭；有的家长为孩子制定了很多饮食禁忌，这也会令孩子的饮食结构过于单一，比如过度依赖牛奶、汤水等液体食物。每个孩子的情况都不相同，也存在父母“十八般武艺”都试过一轮，孩子仍然不愿意吃饭，厌食长期得不到改善的情况。其实，这背后的原因父母很容易忽略，那就是孩子的脾胃出现了问题，以至于抗拒吃饭或难以消化吸收。

营养师亮亮的小建议

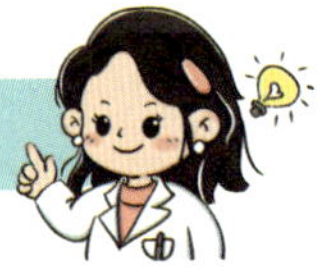

在孩子的成长过程中，家长倾注的爱意是孩子健康成长的原动力，而养育的智慧也是不可或缺的。如果你和欣欣妈妈一样，对孩子的身高发育有所担忧，不要急于相信网上真假掺杂的信息，也不要盲目地采取行动，那样未必会对孩子的生长发育（身高增长）有帮助，甚至可能适得其反。家长们可以先从了解长高这件事本身入手，科学系统地去认识孩子生长发育（身高增长）的原理，之后再根据孩子的情况“量身定制”有益、有效、与时俱进的增高方案，这里面可能包括饮食习惯、生活习惯等多方面的干预助力，这样才能更好地为孩子的成长保驾护航。

常见认知误区：90% 的家长忽视的关键营养因素

出现身高焦虑后，很多家长会通过各种渠道搜寻解决办法，尤其沉迷于研究孩子长高的“秘诀”。然而，网上的信息良莠不齐，有的真假难辨，有的以偏概全，有的不够浅显易懂，这就导致许多家长经常在孩子的身高问题上产生一些“错觉”，或者认知“误区”。之所以说它们是认知“误区”，是因为这些认识其实具有一定正确性，只是需要家长在“量”和“度”上进行把握和控制，否则可能会适得其反。

①身高发育慢，是运动不足导致的吗？

情景展示

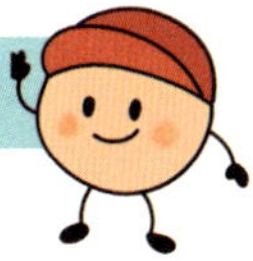

增加运动量也不长个儿的欣欣

欣欣妈妈在网上看见有人分享自己家孩子学习打篮球后，不到半年时间就长高了一大截，她连忙给欣欣报了篮球课和少儿体能课，希望给欣欣增加运动量，从而帮助欣欣快快长高。一段时间下来，欣欣的个头没见长，却总是喊着很累，晚上睡不踏实，白天始终耷拉着头，一副没睡醒的样子。妈妈看着欣欣疲累的样子，又开始怀疑自己是不是选错了方式，反而给欣欣增加了负担。

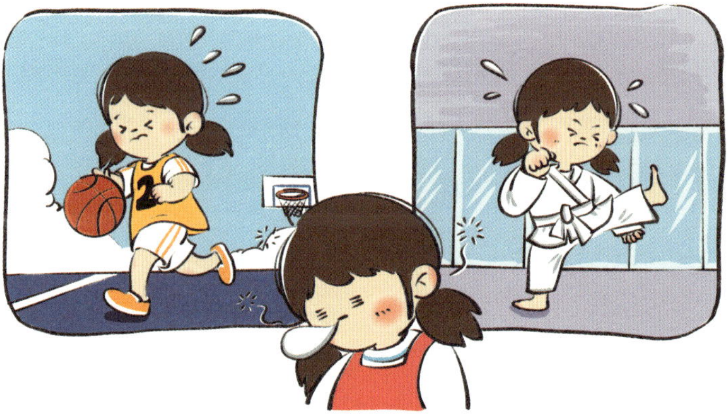

营养师亮亮有话说

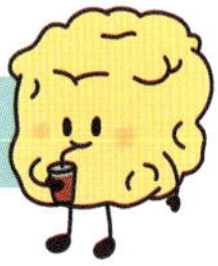

身体发育明显比同龄人瘦小的孩子，加强运动不但不能帮助他们长高，反而是有害的。

出于对孩子身高增长的忧虑，有些家长希望通过运动帮助孩子长高。他们的出发点是好的，现在生活在城市中的不少孩子出于各种各样的原因，可能在日常生活中运动较少，父母担心运动不足会影响孩子的身高，便给孩子报各种运动兴趣班，希望增加运动量后孩子能够快速长高。

这种方法对部分孩子是有效的，但是，不适合前文提到的不爱吃饭、身材瘦小、身高增长缓慢的孩子。这些孩子身材瘦小并不是因为缺乏运动，而是缺少生长所需的营养。运动本身能够促进血液循环，从而加速将营养物质输送到身体各处，帮助孩子生长发育。比如，肌肉的生长需要蛋白质，骨骼的生长需要钙、镁、锌等微量元素，这些营养物质都需要通过吃进去的食物来获取，在营养物质明显缺乏的情况下，即使通过运动促进血液循环，孩子也没办法长高长壮，反而会加重孩子的身体负担。

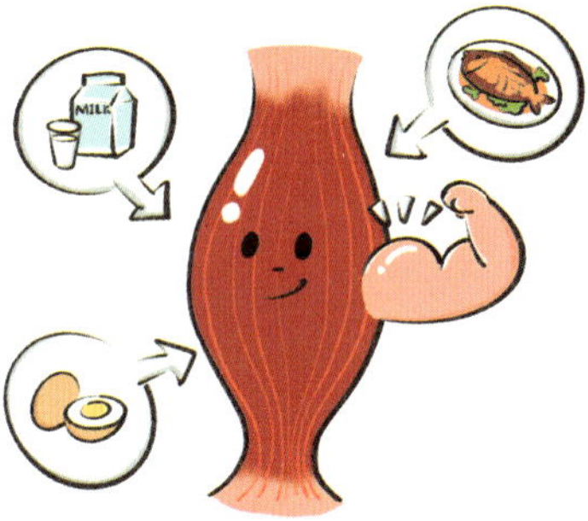

肌肉

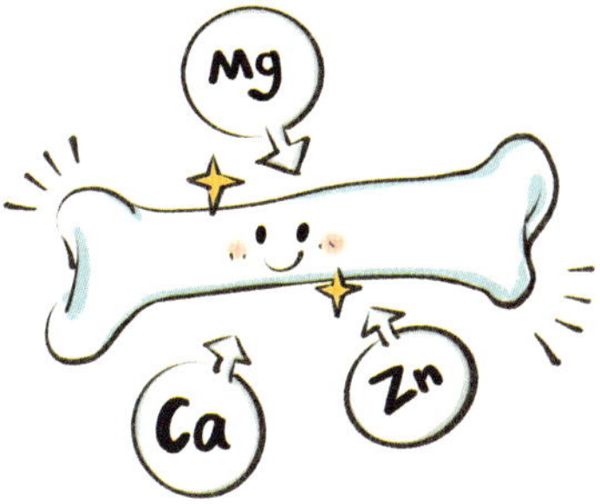

骨骼

营养师亮亮的小建议

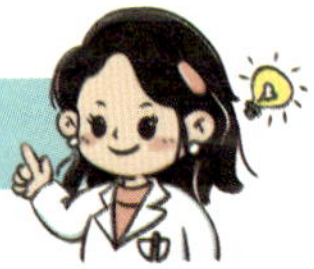

在营养充足的情况下加强运动，可以让孩子更好地成长。例如让身材较胖的孩子每天运动 1 小时以上，既可以减肥，也能在一定程度上促进孩子的身高增长，增强体质。但对于身材瘦小的孩子来说，他们本就缺乏营养，运动的消耗只会让身体雪上加霜，针对这类孩子，家长的首要任务是加强孩子的营养摄入和吸收，并不需要刻意地制订运动计划。只要不是吃了就睡，孩子日常在家、在校的运动量就已经足够了。

身高增长是一个多因素问题，运动对身高产生的影响并不足以决定孩子的未来身高。如果像案例中的欣欣妈妈一样，在孩子存在营养摄入不足的情况时，还给孩子增加运动负担，而且一味地追求大运动量，这既违背了让孩子适当运动的原则，也超出了国际儿童科学家建议的适量运动的标准，很可能适得其反。

②身高发育慢，跟睡眠不足有关？

情景展示

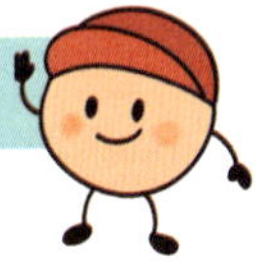

睡眠差，不长个儿的欣欣

运动没能帮助欣欣长高，欣欣妈妈又将目光转移到了欣欣的睡眠习惯上。她听同小区的双胞胎宝妈说，自己家的两个孩子，弟弟晚上睡得早，哥哥总是贪玩熬夜，结果弟弟现在要比哥哥高半头，看上去都不像双胞胎了。欣欣妈妈觉得自己找到了影响欣欣长高的“罪魁祸首”——熬夜。她重新规划了欣欣放学后的时间，让欣欣每天八点前就洗漱完准备睡觉，新的作息时间让欣欣很不习惯，她在床上翻来覆去地折腾，就是无法入睡，即使睡着了，没过一会儿又会突然醒来。如此一夜反复多次，欣欣的脸上都挂上了黑眼圈。

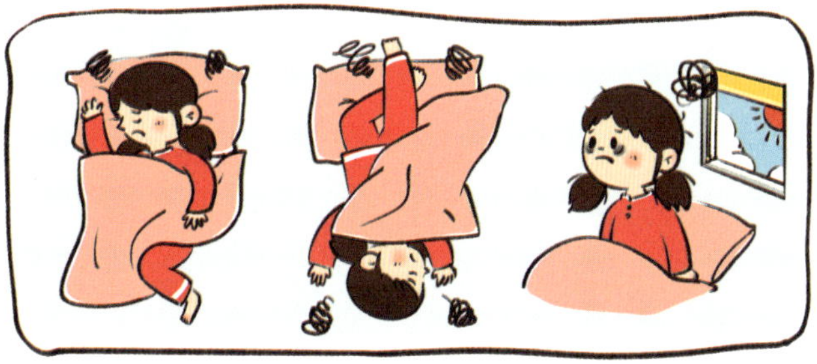

营养师亮亮有话说

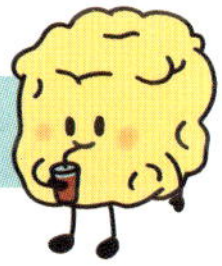

人一生中有三分之一的时间是在睡眠中度过的，不论是大人还是小孩，充足、优质的睡眠都很重要。睡眠充足、睡眠质量好的孩子通常精力旺盛、气血充足，而那些喜欢熬夜、睡得不好的孩子则更容易出现发育不良、精力不济的情况。优质的睡眠确实会对孩子的身高增长有一定的良性影响，对儿童的神经和骨骼系统发育也至关重要，有助于维持人体骨骼健康，促进孩子的正常生长。

基于这种情况，很多家长认为一定要让孩子睡得足够久，睡得足够沉，才能保证睡眠质量，就像案例中的欣欣妈妈一样，严格规定睡觉时间，但这可能导致孩子产生抗拒心理。而这背后的原因却被家长忽视了，有些孩子并不是抗拒睡觉，而是难以入睡。例如食量小、吸收差的孩子，摄入量赶不上消耗量，在准备睡觉的时间身体已经饿了。人体的自我保护机制会防止我们在低血糖的情况下入睡，因此营养不良会导致孩子出现睡眠质量变差、入睡难、容易惊醒等问题。

因此，值得家长注意的不应只是孩子的睡眠时间，还要关注孩子睡不好背后的真实原因。

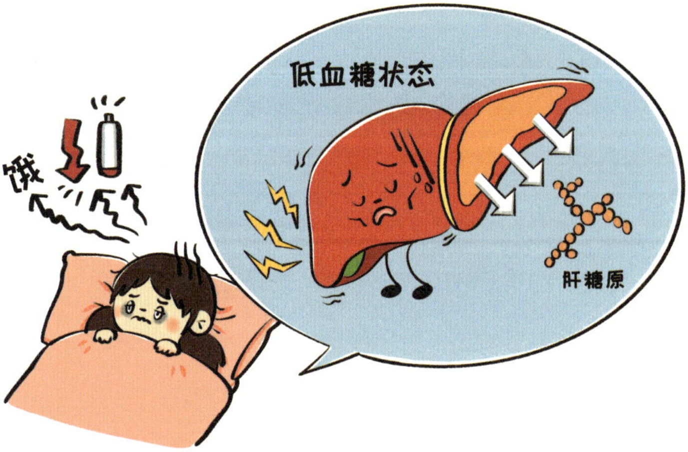

营养师亮亮的小建议

在人体生长发育的过程中，生长激素会起到重要作用。**生长激素分泌的高峰时间为22:00~23:00，**因此，想要利用好生长激素促进孩子的生长发育，就要保证孩子在这个时间段进入深睡眠状态，并尽量让孩子能够一夜安枕，避免出现中途屡次醒来的情况。

首先，孩子进入深睡眠阶段需要1~2小时，所以家长应该让孩子养成早睡早起的习惯，拒绝熬夜。

其次，**保证孩子营养充足，避免因血糖降低半夜醒来。**这不是要求家长让孩子吃夜宵或饱着入睡，而是要注重日常生活中的饮食习惯和吸收情况。对于营养不良的孩子来说，凌晨3点左右，孩子可能会出现血糖低于 3.9mmol/L 的情况，也就是低血糖状态，此时身体的自我保护机制会令肝脏活跃起来，肝脏分解肝糖原释放葡萄糖，这时孩子容易被身体唤醒，导致睡眠质量差。

如果孩子因为熬夜或营养不足等原因，长期睡眠不足，就可能会导致生长激素分泌减少，从而影响身高增长。

③身高发育慢，是不是因为缺钙？

情景展示

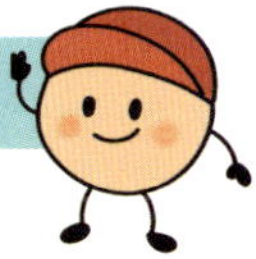

补钙也不长个儿的欣欣

一番操作后，欣欣的身高还是没有明显增长，欣欣妈妈将她的担忧与家里的老人分享，老人说：“欣欣饭吃得少，又不爱吃肉，会不会缺钙？听说钙不足会影响孩子长高，应该赶紧给孩子补钙！”欣欣妈妈深以为然，开始搜寻各种补钙“妙招”，钙片、冲剂、排骨汤……统统安排起来，结果欣欣却更加抗拒吃饭了。

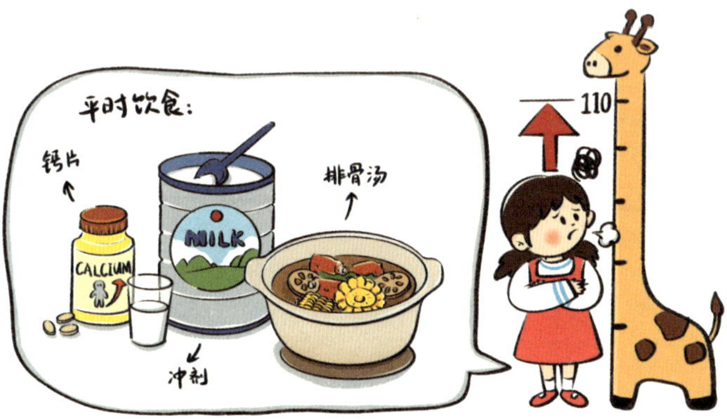

营养师亮亮有话说

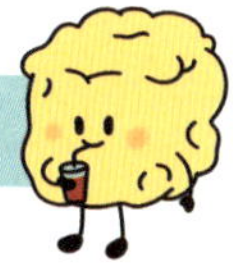

科学研究证明，钙是人体骨骼的主要成分，对骨骼的生长发育有重要作用。充足的钙确实可以帮助孩子长得更高更强壮，还有助于维持身体的正常生理功能。在过去物资匮乏的年代，确实存在因为缺钙影响孩子发育的情况，但在当前大多数地区，只要一日三餐吃得饱、吃得好，孩子通常是不会缺钙的。因为钙是一种微量元素，身体并不需要过多的钙质，除非孩子已经出现营养不良的症状，连基础的能量与蛋白质供应都无法保证，才会导致钙等微量元素吸收差。这时候，缺钙的问题已经是次要的，首要问题是解决孩子的营养不良。

营养师亮亮的小建议

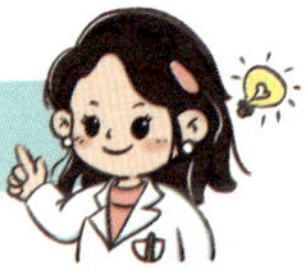

就算孩子真的因为某种原因出现了缺钙，盲目地给孩子补钙也不可取，应该从根本上找到原因，再根据情况进行调整或治疗。很多家长在跟我沟通交流的时候表示，之前一直以为钙是个“好东西”，就算不缺，补一点也没有坏处。有的时候这种想法对孩子生长发育的影响甚至比孩子真的缺钙还要大：一旦过量摄入钙质，不仅会加重孩子的身体负担，还可能引起一些健康问题，如高钙血症、肾结石等。此时不仅达不到长高的目的，反而会影响孩子的身体健康。不仅仅是钙，摄入任何营养剂都要非常慎重。

突破遗传上限：后天干预的核心策略

营养师亮亮有话说

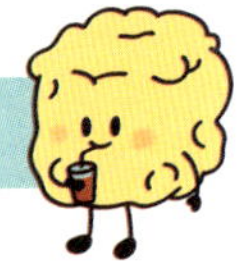

从我多年从事营养行业的角度来看，影响孩子长高的因素有很多，大方向上可以分为内部因素和外部因素两方面。很多时候家长在看待这个问题时，往往会将目光放在其中某一部分，而没有进行综合性考虑，所以结果并不理想。

综合来说，影响长高的内部因素包括遗传、营养，以及孩子的内分泌系统等，而外部因素比较复杂，像家庭环境、教育方式、社会压力等都会对孩子的身高增长产生影响。家长应该充分认识到，孩子的成长是一个复杂多变的过程，想要让孩子健康成长，就应该在把握核心影响因素的基础上，尽可能让孩子开心快乐、积极向上地生活。

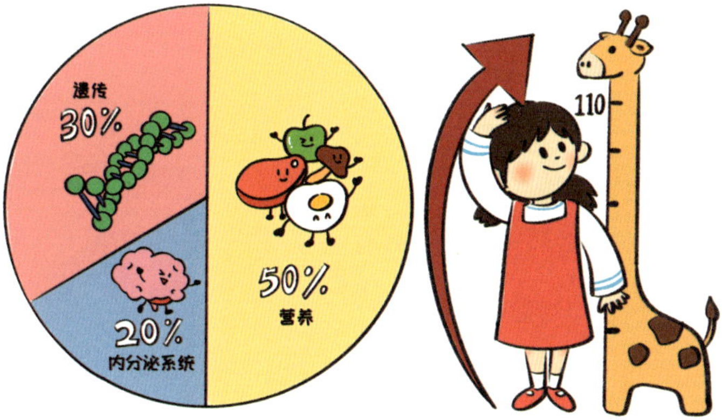

那什么是核心影响因素呢？

前面所举的几个例子，无论是运动、睡眠，还是微量元素，都会对孩子的身高增长产生一定的影响，但都不是根本问题。案例中的欣欣妈妈其实早已注意到，孩子不爱吃饭，营养摄入量不足，所以她的一系列促进孩子长高的举措都没法发挥作用。显然，营养是孩子身体发育的物质基础，也就是真正值得把握的核心影响因素，没有这个好“底子”，家长们有再多“招数”也没有用武之地。

2 生长激素分泌的营养调控机制

基因“起跑线”与后天冲刺：营养的关键作用

家长们要想了解孩子身高的奥秘，就要学会从根源上认识对孩子身高有影响的因素。孩子是父母爱的结晶，也继承了父母双方的基因，其中就藏着他（她）的身高小秘密。

情景展示

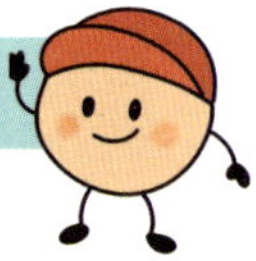

被营养拖累身高的双胞胎哥哥

超超和越越是小区里有名的双胞胎兄弟，长得一模一样，活泼又机灵，很受大家喜欢。上小学后，两个人的性格、喜好都出现了明显区别。一个喜静，爱好研究书法、画画；另一个喜动，每天都精力旺盛地进行户外活动。他们对食物也各有偏好。兄弟俩上小学四年级的时候，妈妈惊讶地发现，原本身高、体重都差不多的两个人，已经有了很大的不同。哥哥超超看起来比弟弟瘦小许多，妈妈只能安慰他：“你和弟弟从妈妈和爸爸这里获得的遗传基因都是一样的，理论上说，弟弟多高，你就可以长到多高，不用心急。”

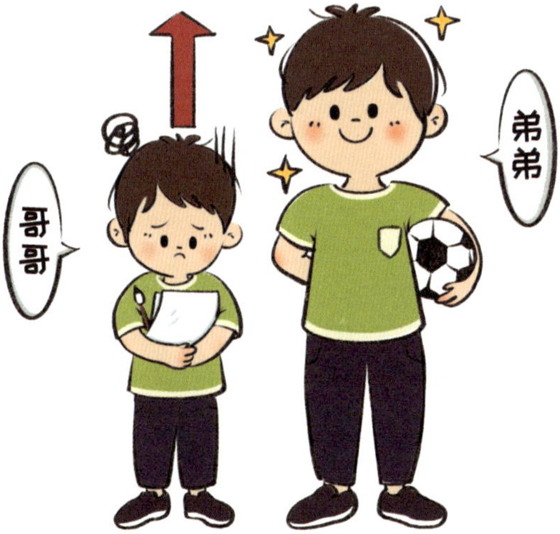

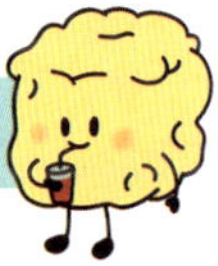

营养师亮亮有话说

双胞胎妈妈的话有一定的科学道理，但并不绝对。我们从父母身上得到的遗传信息，给未来的生长发育奠定了基础，就如同建筑蓝图一样，在开工建造以前，就决定了一栋建筑可以达到什么高度。遗传信息里掌管身高的部分叫靶身高，由父母双方的基因决定，我们可以通过父母的身高计算出儿童的遗传身高值。

现在比较通用的靶身高计算方式为：

男孩 =45.99+0.78×（父身高 + 母身高）÷2±5.29 厘米

女孩 =37.85+0.75×（父身高 + 母身高）÷2±5.29 厘米

通过计算公式可以看出，靶身高并不是一个确定的数值，而是一个范围区间，既然是范围，自然会有上限和下限，这里面的差距也不可忽视。

假设爸爸的身高是 172 厘米，妈妈的身高是 160 厘米，那么根据公式，儿子的靶身高范围就是 170.18~180.76 厘米，存在 10.58 厘米的浮动范围，而这 10.58 厘米就有可能成为改变孩子人生轨迹的关键。

家长不能想当然地认为，父母都不矮，儿子的身高就一定能超过父亲，或者靶身高显示孩子有长到 1.8 米的潜力，那就一定能实现。如果后天营养跟不上，孩子成年后的身高有可能会偏向靶身高

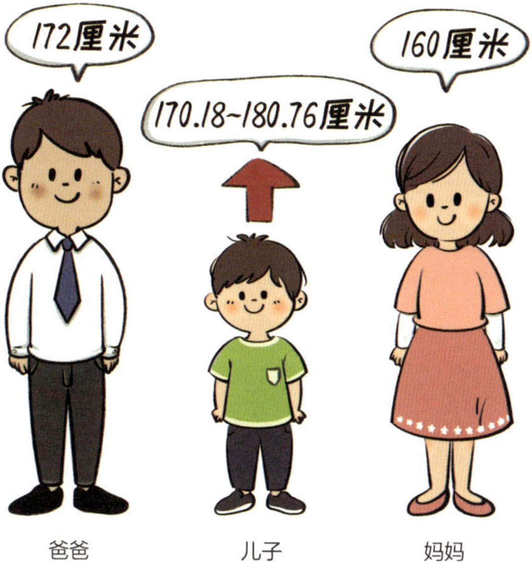

的最低值，也就是 1.7 米，有时甚至还会比最低值再矮一些。

所以，自身身高较高的父母也不能对孩子的成长疏忽大意，认为孩子即使童年个头偏矮，将来也一定能有理想身高，这样很容易错失为孩子补充营养的最佳时机，错过促进身高增长的黄金时期，等到孩子停止发育了才追悔莫及。

同理，身高不理想的父母也应跳出认为孩子注定长不高的认知误区，要更早地认识到营养介入的价值，从而帮助孩子达到理想身高。

营养师亮亮的小建议

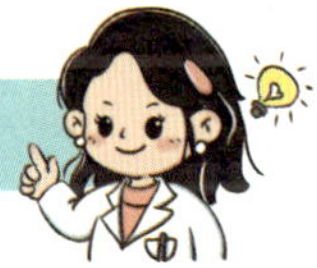

就像案例中的双胞胎所展示的现象，即使父母给的基因一样，孩子的身高仍受到许多因素的影响，营养就是其中非常重要的一项因素。家长们可以通过科学的营养配比干预孩子的生长发育，使孩子最终的身高结果偏向靶身高的高值。例如为孩子设计合适的营养体系，让孩子爱上吃饭，主动地摄入充足的营养，以保证身高发育的基础，再配合适量运动、充足睡眠等良好习惯，孩子自然就能长得高。反之，如果明知孩子有营养不良的问题却放任不管，那么即便靶身高数值较高，孩子成年后的身高仍有可能偏向低值，甚至达不到低值。

就像案例中所说，如果家长任由超超的身高持续落后，不做任何干预，那等到两个孩子停止发育时，很可能他的身高永远也赶不上弟弟了。

从脑垂体到骨骼：生长激素的影响

如果说基因是决定身高的内在基础，那生长激素就是让基因能够良好表达的“大功臣”。

情景展示

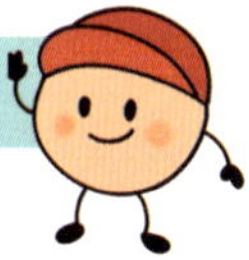

生长激素低下的超超

为了弄清楚超超和越越出现身高差异的原因，妈妈特意带着兄弟二人去医院检查。她听说长高的快慢和生长激素有关系，就让兄弟二人测试了激素水平。果然不出所料，越越的生长激素分泌要高出超超不少。这时候，妈妈才察觉，虽然双胞胎拥有同样的基因，但生长激素分泌的情况会存在区别，影响他们的身高增长。

营养师亮亮有话说

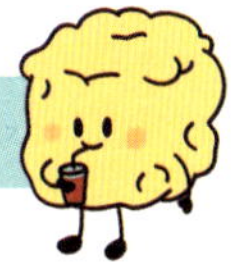

生长激素由脑垂体分泌，对儿童和青少年的身高增长起到关键作用。生长激素能够促进骨骼和肌肉的生长，如同优秀的建筑工人，不断为人体这座“大楼”添砖加瓦。它决定了孩子长高的速度，生长激素分泌旺盛，长得就快，反之则发育缓慢。

像超超和越越妈妈这样，忽视了生长激素重要性的家长有很多，还有不少家长误以为生长激素发挥作用主要集中在青春期。这种想法

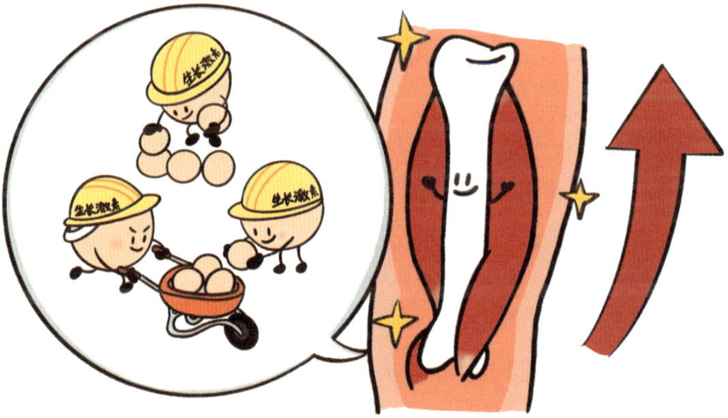

并没有错，只是不够全面。在进入青春期后，生长激素的分泌量达到高峰，有助于孩子在骨骺线闭合前的生长，从而影响其最终身高。但这并不代表步入青春期之前的孩子就不受生长激素的影响。

此外，一些家长在知道孩子生长激素分泌不足后，就立即寻求激素治疗，甚至只是主观上“感觉”孩子长得慢，就急不可耐地要给孩子补充各种营养素，例如市面上较为常见的 γ-氨基丁酸。实际上，只有孩子出现病理性生长激素分泌不足时，才需要医疗手段介入，大多数孩子只需要得到足量的营养，就能自然分泌生长激素，过多的药物类干预反而对孩子有害，可能会干扰孩子的大脑发育、睡眠、日常行为等，严重时甚至会造成身体上的损伤。

营养师亮亮的小建议

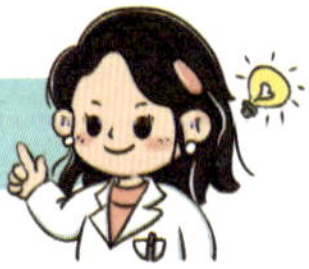

孩子身体发育的高峰期不是只有青春期，幼儿期也是孩子飞速发育的阶段，这个阶段也是生长激素分泌的黄金时段。经常有家长说，孩子现在“一天一个样”，虽然有点夸张，但也能看出，这两个阶段对孩子的重要性。想要孩子达到理想身高，家长们应该更加重视这两个阶段，只有保证了生长激素的良好分泌，才能从根本上掌握孩子长高的原动力。

激素分泌的开关：脂肪和蛋白质

情景展示

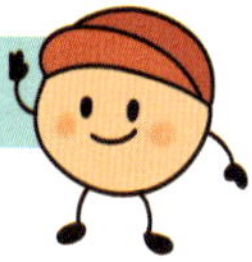

挑食挑出矮个子的超超

为了弄清楚两个孩子的生长激素分泌为什么有多有少，妈妈开始观察两个孩子的日常表现。她发现超超有些挑食，遇见喜欢的食物就吃很多，不喜欢的食物就几乎不碰，平时经常吃一些零食；越越在吃饭这件事情上则是“天使宝宝”，鱼、虾、肉、蛋、水饺、米饭都吃得很香，三餐均匀，对零食的兴趣就不大了……在一次健康检查时，医生告诉妈妈，超超有些营养不良，这也直接影响了超超的身高。妈妈十分后悔，应该早点发现这个问题，所幸现在也不晚，可以及时进行调整。

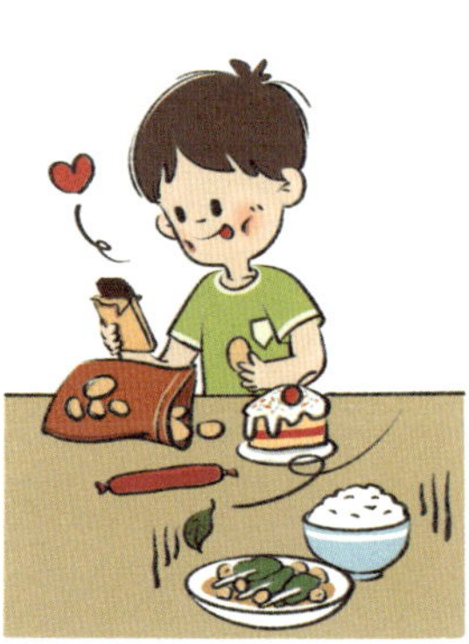

爱挑食的超超

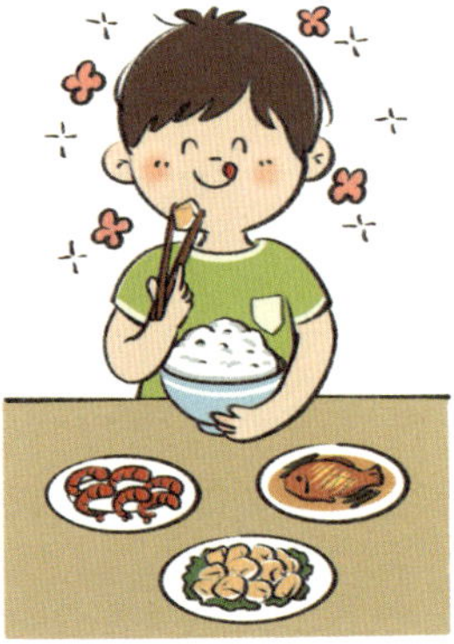

爱吃饭的越越

营养师亮亮有话说

因为超超和越越是双胞胎，对比明显，家长更容易发现问题。但在日常生活中，由于缺少特定的对照组，有些孩子的营养不良具有很大的隐蔽性，很难被发现。等到家长意识到这个问题时，有时候已经错过了最好的干预期。世界卫生组织曾经统计过，因为病理性问题无法合成生长激素的孩子所占比例极低，大多数小朋友的生长激素偏低都是因为营养不良。想要生长激素分泌充足，更好地促进身高增长，足够的营养是关键。如果没有营养供应原料，生长激素也只能“巧妇难为无米之炊”，想分泌也有心无力了。

生长激素是一种人体自身能够分泌但是需要足够的营养作为原料的激素。人体有了充足的脂肪和蛋白质，才能保证生长激素的足量分泌。脂肪和蛋白质这两个名词，相信家长都不会感到陌生，但如果问这两种营养物质从哪里来，相当一部分家长难以第一时间想到答案。

脂肪要从碳水化合物（能量）中获得，蛋白质则需要从富含蛋白质的肉类、豆类等食物中获得。如果孩子的碳水化合物（能量）和蛋白质摄入不够，就会影响到激素水平，导致某些孩子出现发育迟缓的现象。营养就像建筑原料，充足的营养可以促进生长激素分泌，帮助孩子达到靶身高上限。

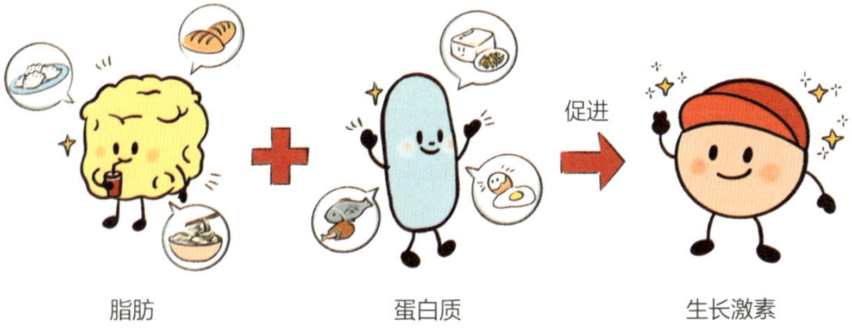

营养师亮亮的小建议

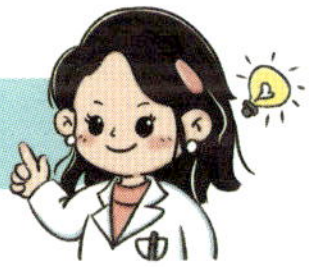

如果孩子的成长是一棵树变得枝繁叶茂的过程，那遗传基因决定的就是树木的品种，设定了身高的上限；生长激素就是树木本身的光合作用，虽然是发育的原动力，但会受内外部因素的影响；营养就是树木浇水施肥的过程，促进生长，帮助身高达到上限。很多家长比较在意的睡眠、运动、补钙等内容则是为树木通风、除虫一类的工作，这些对树木的成长虽然有一定影响，但属于锦上添花，无法触及身高增长的根本要素。

我们可以简单地记住孩子长高的“公式”：身高 = 遗传基因 + 生长激素 + 营养，家长们要学会掌握其中的可控变量（生长激素和营养），正确认识其中的不可控因素（遗传基因），才有可能让孩子达到理想身高。

3　临床案例分析：营养对身高增长的影响

双胞胎生长差异中的营养干预对比

情景展示

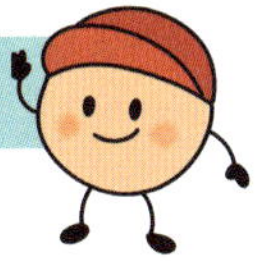

营养调理下开始长高的超超

在仔细研究了超超的饮食偏好后，妈妈开始尝试在保证口味的条件下为超超准备营养餐，确保营养的科学配比。经过一段时间的耐心引导，妈妈惊喜地发现，超超终于开始主动吃饭，不再挑食了。他的身高也有了提升的势头，虽然增长幅度没有想象中那么大，但还是能看出来，裤子变短了一点。妈妈很开心，终于找到了影响超超身高的根本因素，只要合理规划饮食，一切都还来得及。

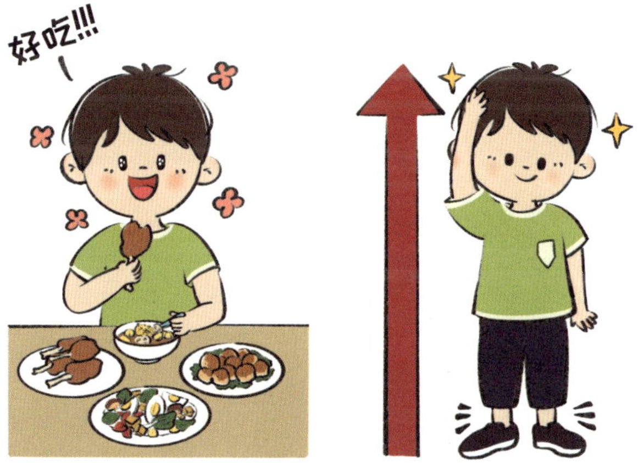

营养师亮亮有话说

超超能够长高，充足的营养至关重要。如果妈妈没有发现他身高落后的原因，继续让超超处在营养不良的状态里，时间一长，不仅会影响孩子的身高，对孩子的记忆力、反应能力都会产生不良影响。

超超的营养不良源自挑食，身体缺乏一定的蛋白质和能量摄入，导致身高增长受到影响。这种蛋白质－能量营养不良（Protein-Energy Malnutrition，PEM）现象在儿童中并不罕见，是世界范围内最常见的营养缺乏病之一。联合国粮食及农业组织的发展中国家营养概况显示，在世界范围内的欠发达地区，5 岁以下儿童低体重率可达 39%。当然，PEM 多见于欠发达地区，由当地物质条件匮乏等客观原因所致。我国发达地区的孩子也可能出现 PEM 症状，主要原因是挑食、厌食、吸收差等，通常程度较轻，未达到“疾病”的定义，这也意味着可以通过改善营养的方式更轻松地解决问题。

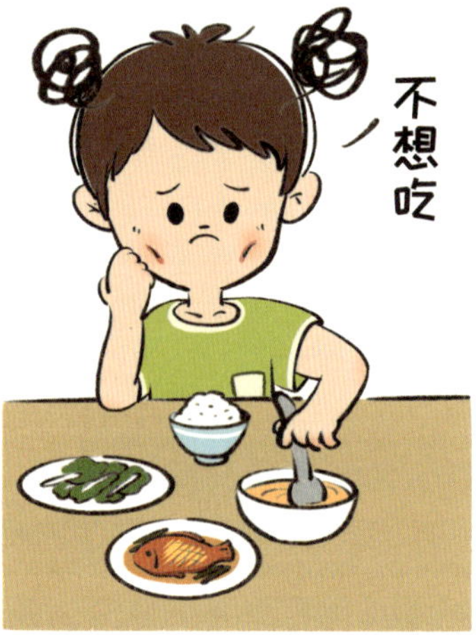

简单地说，轻微的 PEM 是一种由蛋白质和（或）能量摄入不足或消耗过多引起的营养缺乏状态。孩子瘦小、长不高是 PEM 的一些表现，因为身体缺乏原料，所以才会长不高，一旦营养摄入充足且吸收好，就能摆脱 PEM，长高就是自然而然的事情了。

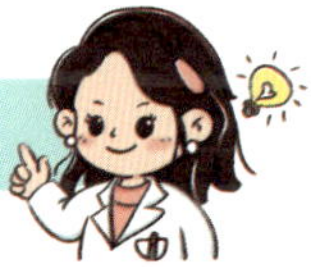

营养师亮亮的小建议

现在，家长们应该可以清晰地意识到，对于孩子的身高增长，其可控因素是营养和生长激素。而生长激素首先受营养影响，也受运动、睡眠等因素影响。

营养主要来自日常饮食，吃的到位了，孩子才能保持精力旺盛，这时候适合安排适量运动。适量运动可以促进深度睡眠，进一步促进生长激素的分泌。由此可见，影响身高的各个因素是相关联的，抓住了营养这个重点，其他要点也能逐渐掌握。例如前文提到的补钙问题，微量元素钙、镁、钡、锌等对孩子的身高也存在影响，但这些微量元素发挥作用的前提是有足够的营养促进肌肉生长，如果肌肉获得的营养不够，就没办法促进成骨细胞分裂，也就无法吸收这些微量元素，自然达不到长高效果。因此，保证营养正是“重中之重”。

Part 2

蛋白质－能量营养不良（PEM）的病理机制

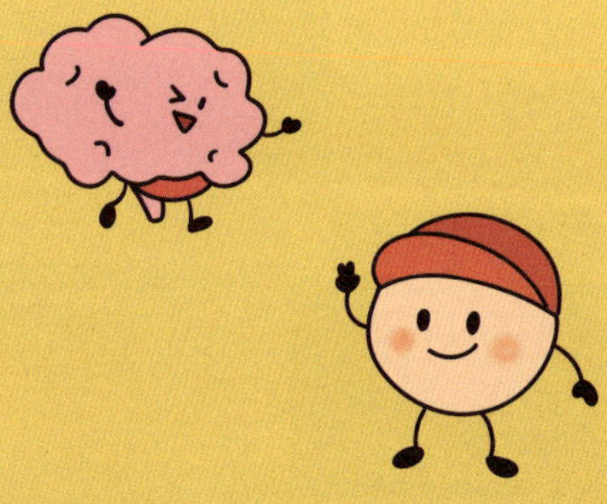

4 揭秘 PEM

如前文所述，营养不良是导致孩子长不高的主要原因之一，但有许多家长感到不解，自己的家庭条件并不算差，顿顿有肉有菜，牛奶鸡蛋也没落下，孩子虽然挑食，但多少能吃上几口，每天蹦蹦跳跳的很有活力，怎么会营养不良呢？

这就要详细讲一讲 PEM 的具体情况了。出现 PEM 的主要原因是能量或蛋白质摄入不足，换言之，孩子平时吃的食物里如果缺乏成长所需的特定营养物质，那么即使吃得饱，也可能出现营养不良现象。另外，如果孩子的消化吸收出了问题，就算每天吃大鱼大肉，也可能出现 PEM。只有清楚了解 PEM 的成因，结合分析孩子的生长状况，家长们才能知己知彼，更好地为孩子的健康添砖加瓦。

早产儿案例：“饭渣宝宝”

作为一名早产儿，康康小朋友一直是小区内著名的“饭渣”宝宝，所谓“饭渣”，是指想让孩子吃饭特别困难，有的孩子是挑食，有的孩子是闹腾拒吃，让家长操碎了心。康康就是一个典型案例，比如今天还能乖乖吃辅食，明天就不愿意吃了，爸爸、妈妈、爷爷、奶奶轮番上阵，哄着喂，康康就哭闹着打翻饭碗。然后等到饿哭，吃上一两口辅食，接着再饿哭，再吃一点……长此以往，不仅爸爸、妈妈上火，爷爷、奶奶的白发也增加了不少。

虽然名叫康康，但他看上去又黑又瘦，和其他白白胖胖的宝宝形成了鲜明对比。康康妈妈只能不断安慰自己：康康是早产儿，先天条件可能落后于同龄人，发育自然要慢一些，只要后天不断努力，慢慢让康康的胃口变好，一切终究会正常起来的……

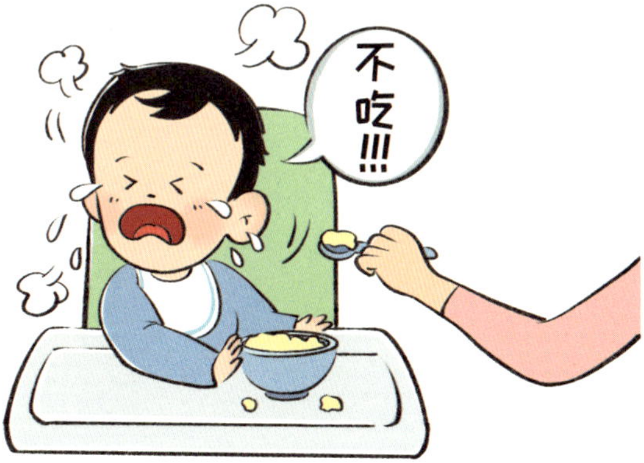

营养师亮亮有话说

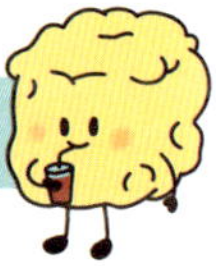

亲爱的家长们，总有一些特别的小宝贝需要我们投入更多的关爱和关注。康康的情况并不是个例，事实上，全球范围内，早产儿的问题一直备受瞩目。2020 年的数据统计显示，全球约有 1340 万早产儿（即出生时不足 37 孕周），这个数字在过去十年里相对稳定。同时还有 2340 万小于胎龄的婴儿。这些小家伙本来可以在妈妈的肚子里获得最佳营养，包括充足的优质蛋白质、能量、必需脂肪及多种维生素与矿物质，但他们迫不及待地想要来到这个世界，导致这些营养并没有补充足够便因出生而中断了。因此，对于他们来说，婴幼儿时期的发育就变得尤为关键，这是他们“追赶进度”的重要时期。所以，对于案例中的康康家长而言，让孩子吃饭是一个必须攻克的难关，千万不能听之任之、放手不管，盲目乐观地等待将来孩子自己变好。否则孩子就有可能走入 PEM 的困境。

不仅仅是早产儿，很多正常出生的宝宝也可能成为“饭渣”宝宝，受到 PEM 的困扰，导致他们的身高和发育比同龄人慢半拍。很多家长觉得这是孩子吃得不够，但实际上，有时孩子吃得并不少，只是身体吸收得不好。所以，一味地强调多吃，并不一定能解决问题。

PEM 三大诱因：摄入不足、吸收障碍与代谢消耗

PEM 的诱因主要有以下三个方面。

摄入不足：婴幼儿在生长发育阶段，需要足够的能量和蛋白质来满足基本的生理需求。如果摄入不足，就会导致能量缺乏。比如，母乳不足时没有及时添加其他富含蛋白质的食品；或者突然断奶，但没有合适的辅食过渡；又或者长期以单一食品如淀粉类食品（粥、米粉、奶糕等）喂养。对于年龄大一些的孩子，营养不良也可能是不良的饮食习惯引起的，如挑食、偏食、饮食不科学、不吃早餐等。

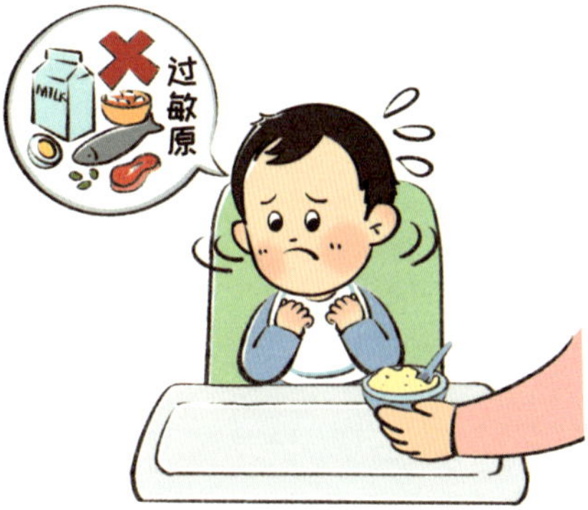

吸收障碍：有时候，孩子的饮食并没有问题，但由于某种原因，孩子的消化吸收功能不好，进而引发 PEM，例如一些消化功能疾病或者运动、睡眠有障碍，以及幽门梗阻、过敏性肠炎、腹泻、吸收不良综合征等都可能响孩子的消化和吸收情况。

代谢消耗：在一些特殊时期，比如婴幼儿期、青春期，孩子对营养的需求特别大，如果摄入的营养没有跟上消耗的速度，也会引起PEM。另外，先天不足或生理功能低下的孩子，如早产、双胞胎等，因为需要在特定时期内追赶生长“进度”，其对营养的需求量也会增加，一旦营养供应跟不上，也可能导致PEM。

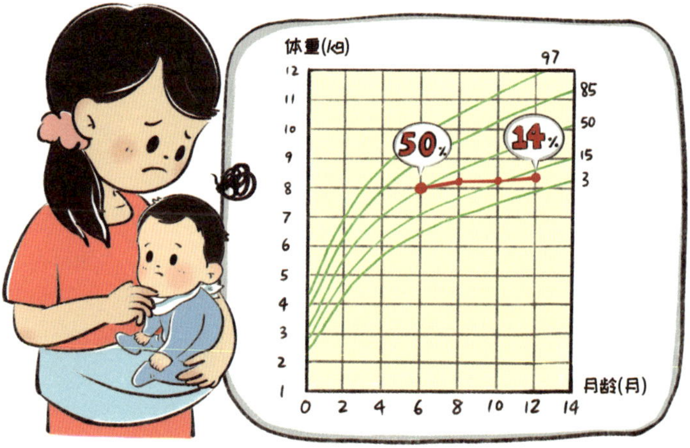

营养师亮亮的小建议

PEM 这种营养缺乏症，不仅常见于 3 岁以下婴幼儿，在各年龄段的孩子群体中都有可能出现，甚至在青少年中也并不罕见，而且表现更为隐蔽。一些家长认为孩子身高增长缓慢是因为孩子吃不饱、营养不够，其实很多孩子并不是能量或蛋白质摄入不足，而是吸收不良。在相对发达的城镇地区，PEM 主要由疾病和喂养不当引起。所以，想要让孩子在生长发育的起跑线上有出色的表现，我们就要学会多角度地解决问题。既要关注孩子的营养摄入量，也要关注他们的吸收情况；既要注重营养的全面性，也要注重营养的均衡性。

5 PEM 的临床表现与分型诊断

想要知道孩子是不是患有 PEM，或者是否有患 PEM 的风险，家长们首先要对 PEM 的各种表现有所了解，提高自己的敏锐度和警惕心。

PEM 的外在症状有很多，主要包括体重减轻、肌肉消耗、器官功能紊乱及精神状态和代谢异常等。反映在日常生活中，则主要有以下表现。

① 有眼袋或眼底发青。患有 PEM 的孩子，面部皮肤最薄的地方会出现明显水肿，也就是眼眶周围会有浮肿，形成眼袋。同时，孩子因 PEM 身形消瘦，眼下凹陷，看起来眼眶变得更深邃，PEM 还会引起贫血，血红蛋白减少会影响血液循环，导致眼眶周围容易出现青紫色的黑眼圈。这种 PEM 造成的眼袋和黑眼圈并不是睡眠不足所引起的，因此无论孩子睡多久也无法消除，家长们要细心区分。

PEM 症状 1：有眼袋或黑眼圈

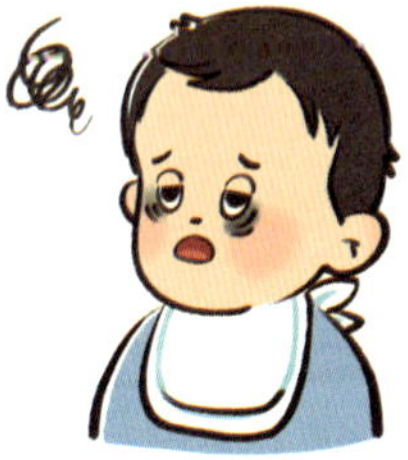

②没胃口。孩子身体里的蛋白质不足，自身分泌的胃蛋白酶就会减少，胃蛋白酶是一种消化性蛋白酶，如果缺乏，一方面会削弱孩子的消化能力，另一方面会让孩子丧失食欲，对好吃的提不起兴致。简单来说，爱吃饭也是一种能力，它需要身体各方面有良好的物质基础，家长们不仅要重视给孩子的食物是否营养充分，也要重视培养孩子的吃饭能力。

PEM 症状 2：没胃口

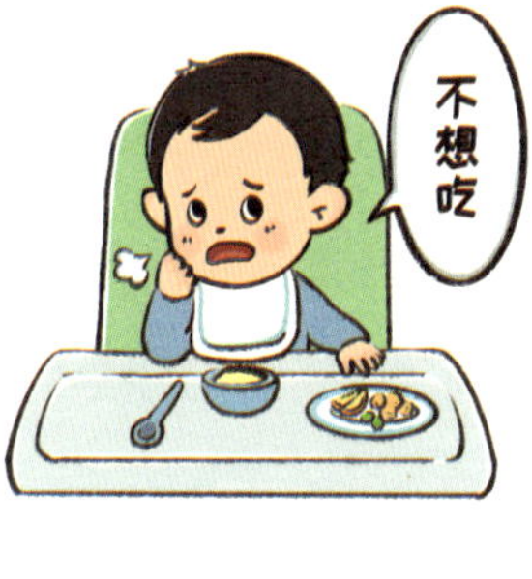

③消化力差、不吸收。当胃蛋白酶分泌减少时，孩子的消化力会

大打折扣。我们可以简单理解为胃酸不足，此时进入胃里的食物无法溶解。即使让孩子吃最有营养的食物，孩子也无法吸收其中的营养物质。营养物质从孩子的胃肠道转了一圈，又被排出了体外，那么吃饭这个行为就没有起到应有的作用。

PEM 症状 3：不吸收

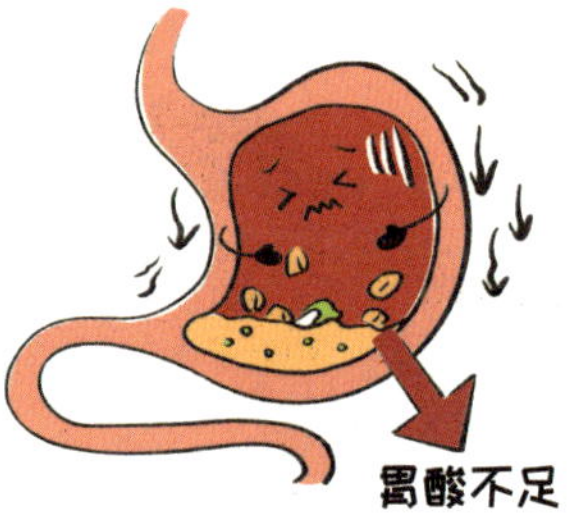

④免疫力低下。营养物质无法持续供给，孩子就容易消瘦、体弱，特别容易生病。这是因为人体的免疫系统需要免疫球蛋白的支撑，缺乏蛋白质可能导致免疫球蛋白不足，进而让孩子的免疫系统难以为他（她）提供保护。

PEM 症状 4：免疫力低下

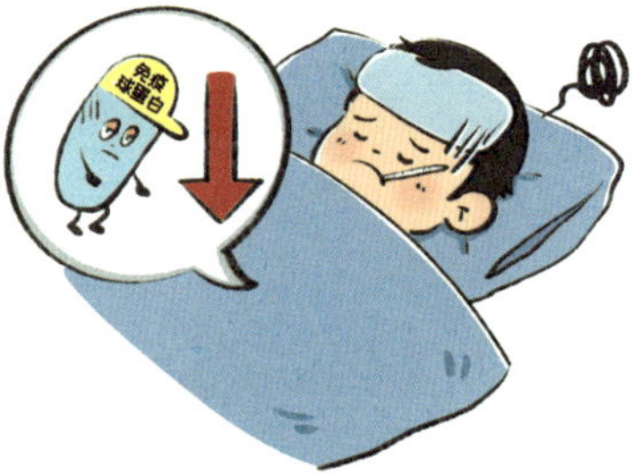

⑤面色苍白。孩子的面颊白里透红是健康的表现，血液中血红蛋白充足，才能让孩子面色红润。在 PEM 的影响下，孩子自身蛋白质明显不足，血红蛋白的数值自然也会处于较低水平，从而导致孩子贫血，孩子的脸色也会因此苍白、暗沉。

PEM 症状 5：脸色苍白

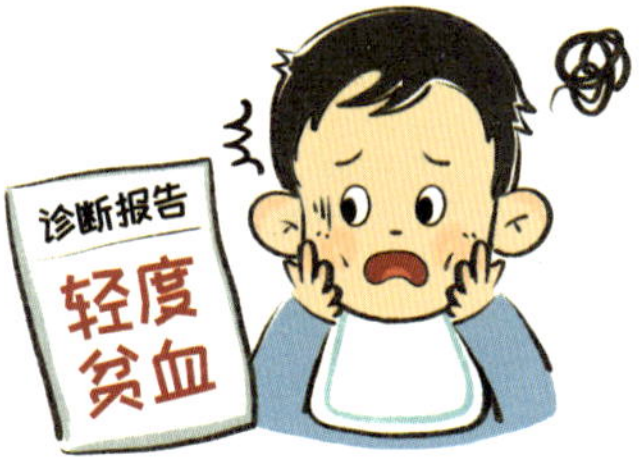

此外，随着 PEM 的加重，孩子的消化系统和神经系统也会有反应，出现恶心、呕吐、腹泻、乏力、注意力不集中、记忆力减退等症状，这些情况需要家长在日常与孩子的相处中细致观察，这样才能及时发现问题，及时干预。

PEM 根据外在表现的不同，可划分为三种类型。

消瘦型营养不良：孩子消瘦的健康警示

消瘦型营养不良以能量供应不足为主，孩子摄入能量严重不足，从而出现矮小、消瘦的症状，表现为体重明显减轻，皮下脂肪减少或消失，皮肤失去弹性，头发干燥易脱落，体弱乏力，萎靡不振。

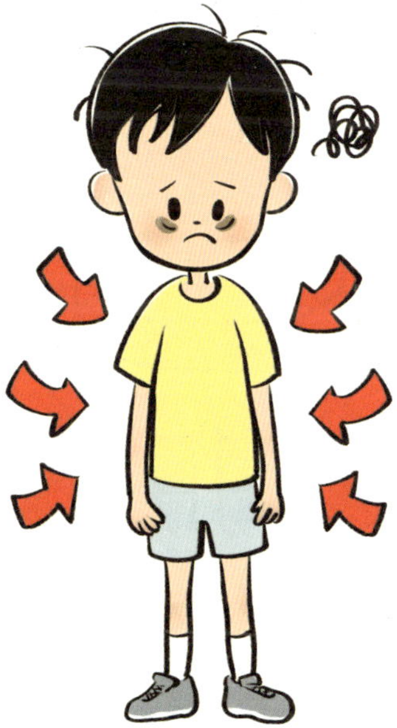

消瘦型营养不良

肥胖型营养不良：隐性肥胖的代谢危机

肥胖型营养不良以蛋白质供应不足为主，孩子体内严重缺乏蛋白质，导致其周身水肿，眼睑和身体低垂部水肿，皮肤干燥萎缩，角化脱屑，头发脆弱易断易脱落，指甲脆弱有横沟，无食欲，常有腹泻和水样便等症状。

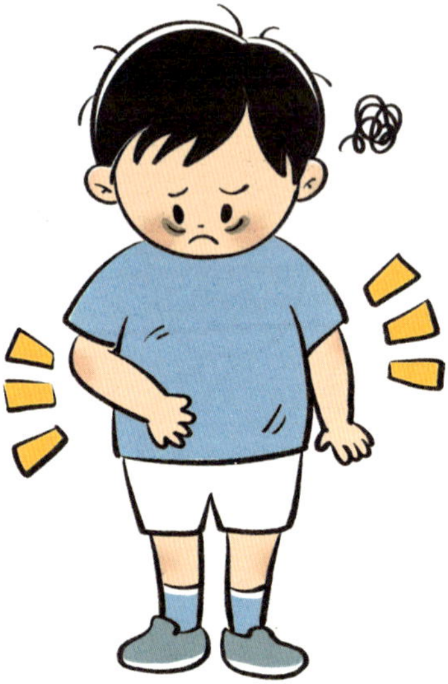

肥胖型营养不良

还有介于消瘦型和肥胖型之间的营养不良，此时，孩子既存在能量供应不足，也存在蛋白质供应不足，同时还经常伴有维生素和其他营养素的缺乏。

家长可以通过记录和观察孩子身高、体重的变化，区分肥胖型营养不良和消瘦型营养不良。

并发症预警：贫血、免疫力低下与生长迟缓

PEM 的主要并发症包括水和电解质紊乱、营养性贫血、多种维生素缺乏、继发感染、自发性低血糖等。这些并发症通常是由营养不良导致的身体机能下降和代谢紊乱引起的。伴发症状包括淡漠、嗜睡、

低体温、低血压、低体重、皮肤干燥、毛发稀疏无光泽等。这些症状进一步表明了营养不良对身体的广泛影响，包括代谢、免疫和生理功能的下降。

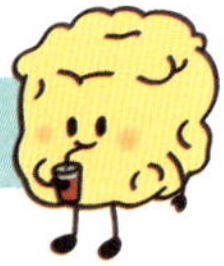

营养师亮亮有话说

在日常生活中，家长们可以多关注孩子的体检数据，一些体检数据的异常可能就反映了 PEM 的症状表现或并发、伴发现象。

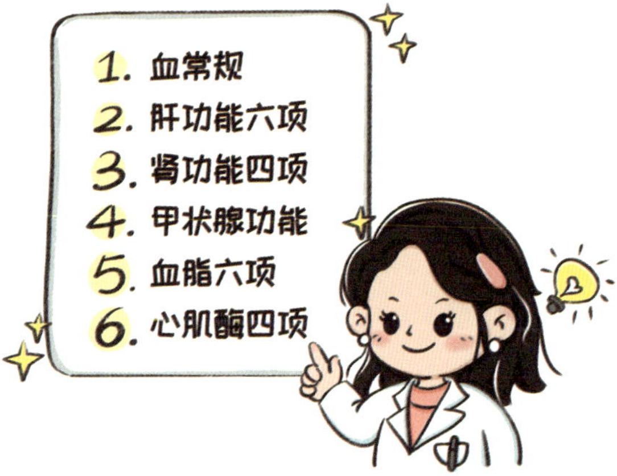

家长可以通过常见的体检指标来检验孩子是否患有 PEM。

①矮小。体检身高明显低于正常范围。

②水肿症状。体检体重达标或稍低，身体部位有浮肿。

③心功能异常。例如出现运动困难，或因体重过重而导致的运动

时膝盖疼痛等运动问题。

④贫血。红细胞数量及压积低、血红蛋白浓度低、平均血红蛋白体积低等情况。

⑤肝功能异常。例如转氨酶、转肽酶数值异常。

⑥肾功能异常。例如肌酐低、尿酸异常等。

这些都是患有 PEM 的孩子体检时可能出现的问题，需要家长注意。

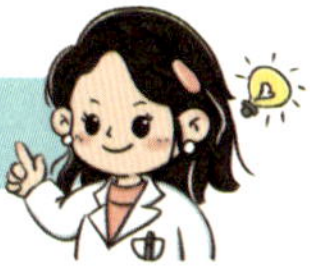

营养师亮亮的小建议

为了预防 PEM，家长应注意以下几方面。

①帮助孩子纠正饮食习惯，预防营养不良，提升胃蛋白酶的分泌，从而改善孩子胃口，增强营养吸收。

②对胃口不好及偏食的孩子进行营养指导，保证每天有足够的能量和蛋白质摄入。

③合理安排孩子的作息，并保证适量的户外运动和充足睡眠，保持良好的卫生习惯。

④根据生长发育监测图定期测量孩子体重，可将体重值标在生长发育监测图上，如发现孩子体重增长缓慢或不增长，应尽快查明原因，及时予以纠正。

6　PEM 对儿童身高增长的长期影响

轻微或短期的 PEM 会让孩子的生长速度变慢，身高、体重跟不上同龄人，但可以通过调整饮食结构进行改善，及时纠正。

营养缺乏与骨骼生长的“降维打击”

皓皓妈妈一直被这样的疑惑困扰：为什么自家孩子总比同龄人矮那么一点点，瘦那么一点点？从幼儿园到小学二年级，皓皓的个头一直稳居班上倒数第一。他也不是不长个儿，只是慢吞吞地，好像总差点什么似的。起初，皓皓妈妈还相信“男孩子发育晚”“先长的后劲不足”这些老话，可随着日子一天天过去，她一直等不到孩子的身高“爆发”期，焦虑感越来越重。其实，皓皓的身高发育延迟，有可能是 PEM 在作祟。

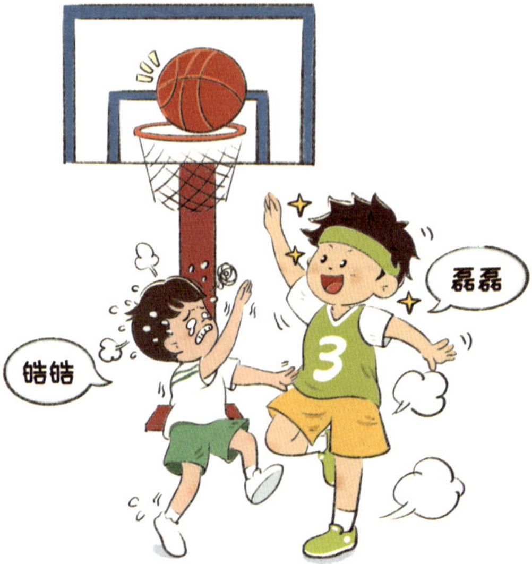

营养师亮亮有话说

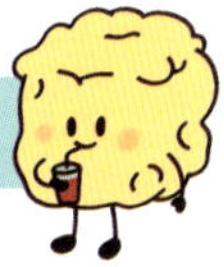

在孩子的成长发育期，家长的认知对孩子的影响是巨大的。家长对孩子各项情况的了解多一点，孩子就能少走一点弯路。PEM 的症状其实有着比较明显的表现，家长稍加留意即可发现孩子出现了类似情况。如果 PEM 的程度较轻，可能会产生一定的迷惑性，家长能看到孩子一直在长高，或许孩子一直偏瘦，但也不至于到“皮包骨头”的程度。这就会让家长忽略 PEM 的可能性。

然而，即使是轻微的 PEM，也可能对孩子的身高发育产生明显不良影响。在孩子生长发育的高峰期，蛋白质和能量是身体必不可少的养分，缺少了它们，人体就不能合成一些必要的物质，骨骼就难以生长，身高自然就上不去。很多家长认为轻度营养不良只是让孩子暂时长得慢点儿，但一步慢，步步慢，孩子的生长期有限，营养不良的时间久了，孩子的最终身高也可能会低于正常水平。

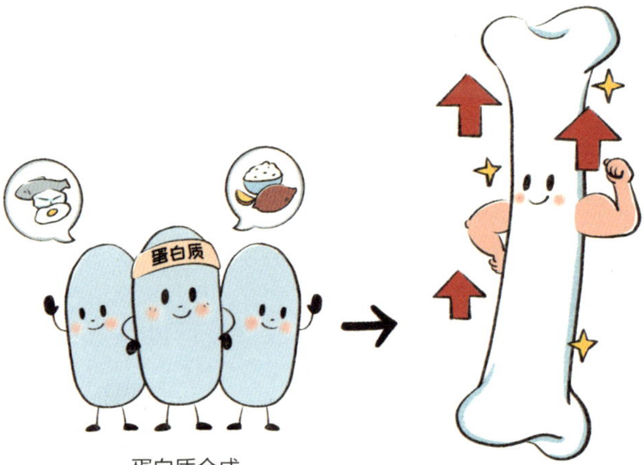

PEM 不只会影响身高，还会影响孩子的免疫力、大脑发育、器官功能。人体各部位的生长发育有不同的时间曲线，因此有不同的黄金生长期，例如 0~4 岁是神经系统生长发育期；4~13 岁是淋巴系统生长发育关键期；14~20 岁是生殖系统的集中发育期。如果青春期出现 PEM，则有可能导致孩子性器官发育迟缓。而 0~18 岁是每个孩子的身高发育期，一旦出现 PEM，就有可能使孩子的生长曲线出现问题，不仅长不高、吃不胖，还可能导致孩子免疫力下降，更容易生病，也不利于孩子的大脑发育，孩子的学习能力也会受到影响。

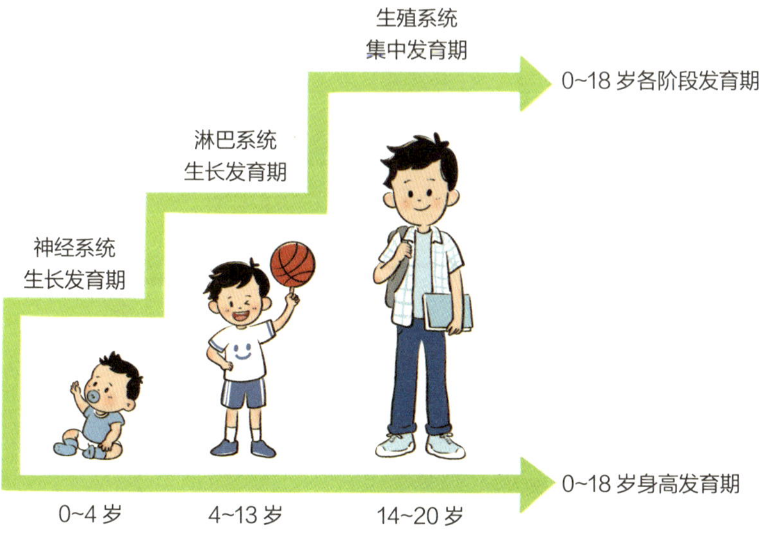

营养师亮亮的小建议

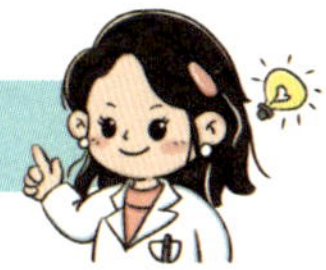

保证儿童获得足够的蛋白质和能量对他们的正常生长发育至关重要。因此，家长要格外注意孩子日常饮食的选择和搭配，了解什么样的食物能够让孩子补充优质蛋白质和能量，让孩子吃的每一口都有充足的营养。

家长是孩子的第一位老师和“医生”，我建议家长学会监测孩子的身高和体重增长情况，对照孩子的身高体重标准曲线图，观察孩子的生长发育是不是在正常范围内。如果发现孩子长得慢，或者身高体重不达标，要及时带孩子进行检查和纠正。

7　藤校营养师的专业干预方案

如果发现孩子有 PEM 的症状，家长也不用过于担心和焦虑。一般情况下，只要及时根据孩子的情况进行饮食结构的调整，坚持一段时间，状况就能有所改善。因此，家长首先要做的就是纠正孩子平时的饮食误区。

避免“假营养”陷阱，优化氨基酸利用率

“我家孩子平时喝牛奶特别多，一定不缺钙。”

“我们每天吃各种维生素，肯定什么都不缺。”

“我家孩子的饭都是爷爷、奶奶每天买新鲜菜做的，绝对绿色健康。”

日常生活中，我们经常能听到这样的对话，相信这是不少家长的想法和观点。然而，如果因此就坚信孩子不会缺乏营养，不会缺乏蛋白质和能量，却可能已经进入饮食的认知误区了。

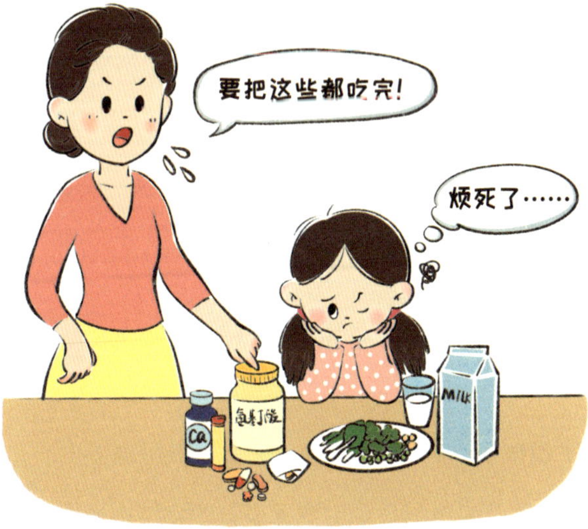

营养师亮亮有话说

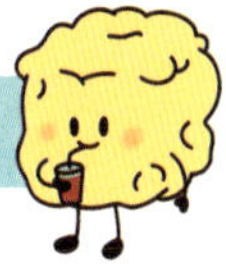

牛奶也好，新鲜蔬菜也好，这些都是对孩子身体有益的食物，所以有很多家长认为，只要每天给孩子喝牛奶、吃蔬菜，孩子就一定不会缺乏营养。实际上，单一的牛奶、蔬菜并不能为孩子提供均衡的营养。我们先来了解一个新的概念，再来分析家长到底存在怎样的认知误区。

在营养学中，有一个很重要的概念——氨基酸互补作用，简单来说，就是特定的食物相互搭配，可以大大提升营养的吸收率。氨基酸是构成蛋白质的基本单元，在人体内有参与构建细胞结构、调节生物体代谢过程和传递信号等作用。

人体内氨基酸种类有很多，大部分可通过人体自身进行合成，但有 8 种氨基酸人体不能合成或合成速度远不能满足机体需要，只能由食物蛋白供给，这类氨基酸被称为必需氨基酸。每种氨基酸都有各自的功能。

必需氨基酸	富含氨基酸的食物	必需氨基酸	富含氨基酸的食物
赖氨酸	虾米、青鱼、鸡肉、带鱼、鸡蛋、豆腐皮等	苏氨酸	动物肝脏、脑髓、肉类、蛋类、蘑菇等
色氨酸	板栗、葵花子、金枪鱼、猪肝、火鸡、芝士等	异亮氨酸	墨鱼、章鱼、花生、杏仁、瘦肉、牛奶、山药、藕等
苯丙氨酸	白芝麻、黑芝麻、蛋黄、奶酪、可可豆等	亮氨酸	糙米、红肉、坚果、豆类、脱脂牛奶等
蛋氨酸（甲硫氨酸）	鸡蛋、榴莲、柚子、大豆、鸡胸脯肉、鱼肉、牛肉、虾等	缬氨酸	鱼肉、猪肉、奶酪、牛奶、鸡蛋、鸭蛋、大豆、花生等

除了这 8 种常规的必需氨基酸，还有 2 种氨基酸——精氨酸、组氨酸是人类婴幼儿时期的必需氨基酸。这两种氨基酸虽然人体自身可以合成，但在婴幼儿时期自身合成速度通常不能满足人体生长发育的正常需要。

氨基酸互补作用，也称为蛋白质的互补作用，各种食物所含氨基酸不同，需要在日常饮食中合理搭配各类膳食，使不同食物来源的蛋白质中的氨基酸可以互补，从而提高蛋白质的生物价值。比如：牛奶中铁和色氨酸的含量很低，也不含牛磺酸；蔬菜中缺乏氨基酸，赖氨酸、蛋氨酸、苏氨酸、色氨酸等氨基酸在蔬菜中的含量都很低。

营养师亮亮的小建议

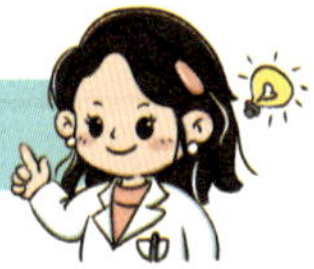

孩子健康成长所需的营养物质不是只存在于单一的食物中，例如我们知道大豆中富含优质蛋白质，但不能因为要给孩子补充优质蛋白质，就天天让孩子吃大豆。孩子很快就会吃腻，还可能出现厌烦和抗拒吃饭的情绪，对 PEM 的纠正作用也很微弱。有的家长希望孩子的营养结构足够全面，只要是优质食物都想让孩子吃掉，但小孩子的胃口就那么一点，过多的食物也会变成一种负担。

我们可以给孩子的膳食配方采用氨基酸互补的形式，这样可以起到 1+1>2 的效果，摄入少量的食物即可达到补充蛋白质和能量、纠正 PEM 的效果。

我把氨基酸互补的概念比喻成孩子拼积木，不同的氨基酸是不同形状的积木，经过精心搭配，我们就可以把孩子这幢大厦搭建得又高又稳。生活中有不少食材本身就是氨基酸评分 100 分的食物（氨基酸评分 100 分是指该类食材中含量最少的一种必需氨基酸也能够达到人体所需的标准），我们还可以将氨基酸互补食物搭配起来，比如大米缺乏赖氨酸，大豆富含赖氨酸，这两种食物一起吃，就可以产生互补效果，提升蛋白质的吸收率。此外还有坚果与谷类、鱼肉与豆类、全谷物与乳制品等组合，例如红豆饭、豆腐蔬菜汤、豌豆玉米粒等。

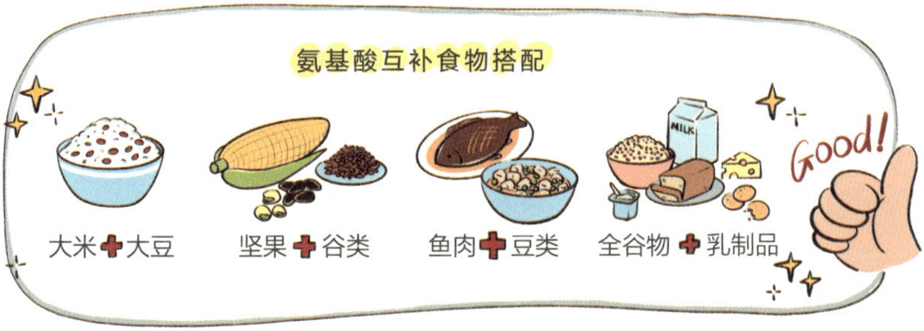

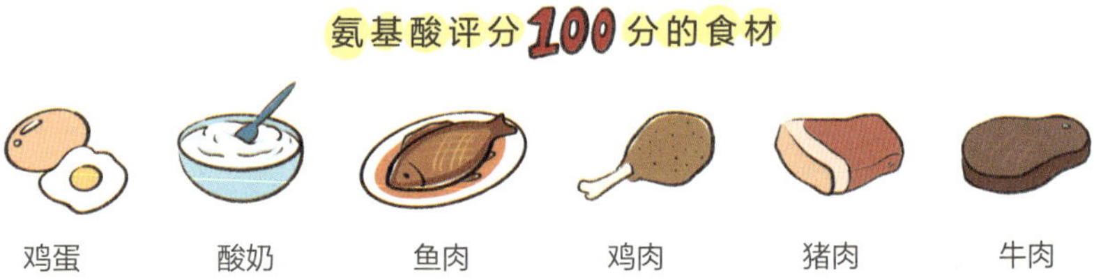

营养食谱 1

五彩豆干

食材

- 豆干 2 块，豌豆 50g，玉米粒 50g，胡萝卜粒 50g，牛肉 50g

配料

- 油，葱花，姜末，生抽，盐，水淀粉，植物油适量

做法步骤

① 豆干切小段，胡萝卜、牛肉洗净切丁。

② 将胡萝卜丁、豌豆、玉米粒放入开水锅中焯一下，捞出沥干备用。

③ 热锅烧油，爆香葱花、姜末，将豆干放入锅中翻炒，再倒入胡萝卜丁、豌豆、玉米粒和牛肉，煸炒一会儿，加生抽和少许水烧至水分半干，加盐调味，淋入水淀粉勾芡，翻炒均匀即可。

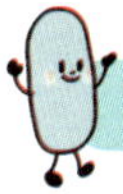

营养师亮亮想要说

玉米中赖氨酸含量较低，蛋氨酸含量相对较高，而豆干恰恰相反，混合食用时赖氨酸和蛋氨酸两者可相互补充，并且在植物性食物的基础上添加少量动物性食物，可以更好地提高蛋白质的生物价值。

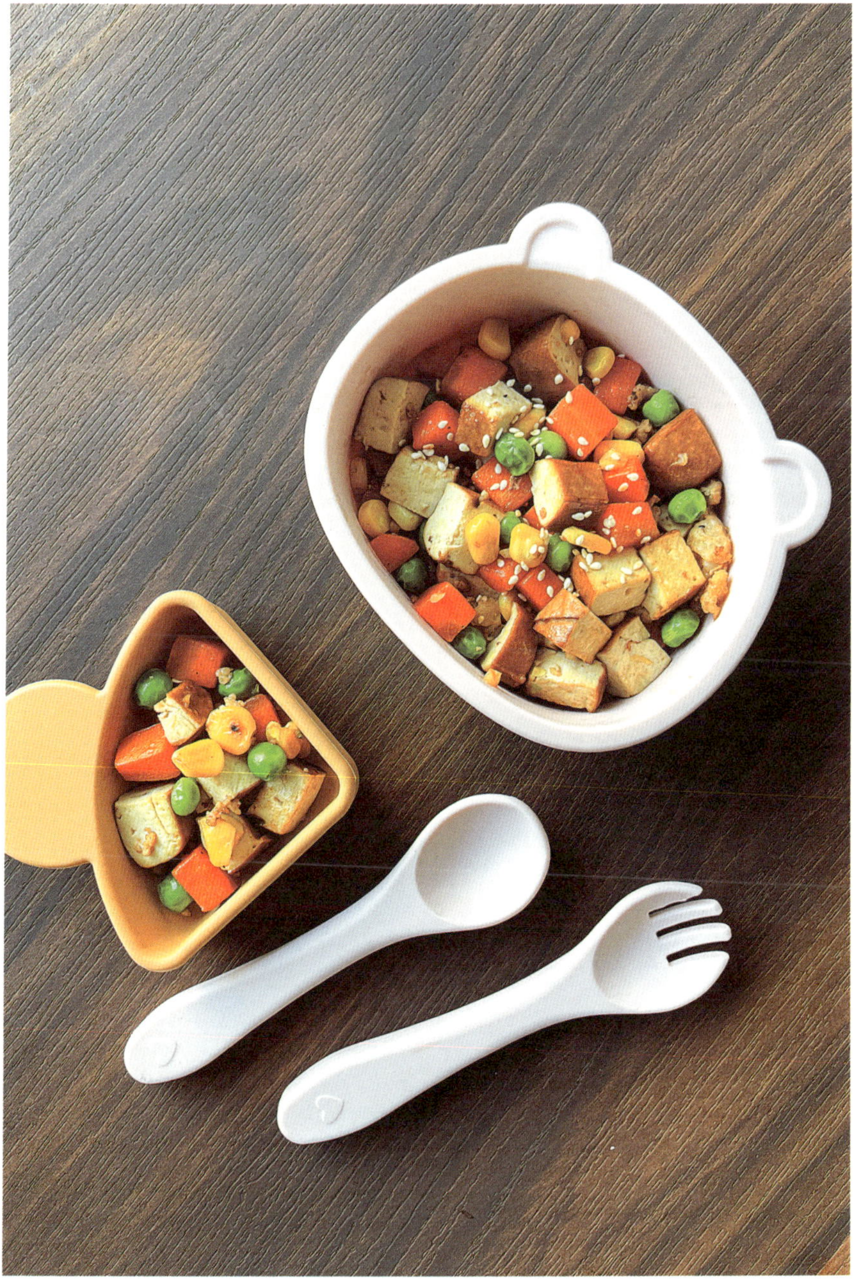

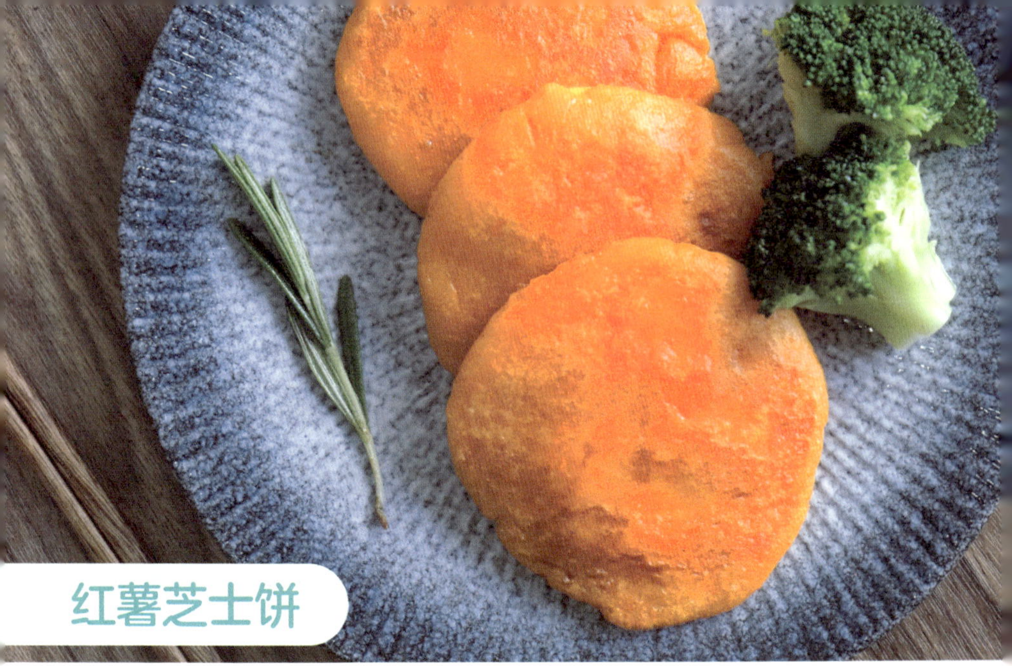

红薯芝士饼

食材

- 红薯 100g，芝士片 2 片，低筋面粉 30g

做法步骤

① 红薯削皮蒸熟压成泥。

② 加入低筋面粉，搅拌均匀抱成面团。

③ 取适量红薯面团，压扁，中间包入芝士。

④ 整理成饼状煎至两面金黄（小提示：如果觉得比较麻烦，也可以用饺子皮替代）。

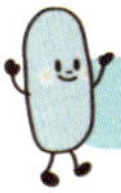

营养师亮亮想要说

红薯富含膳食纤维，可促进肠道益生菌生长，并且红薯富含胡萝卜素，可转化为维生素 A，预防夜盲症，保护视力。芝士提供了优质蛋白质和钙，有助于维持骨骼健康。并且红薯富含丰富的赖氨酸，面粉缺乏赖氨酸，红薯跟面粉组合刚好可以发挥氨基酸的互补作用，提高食物的营养吸收率。

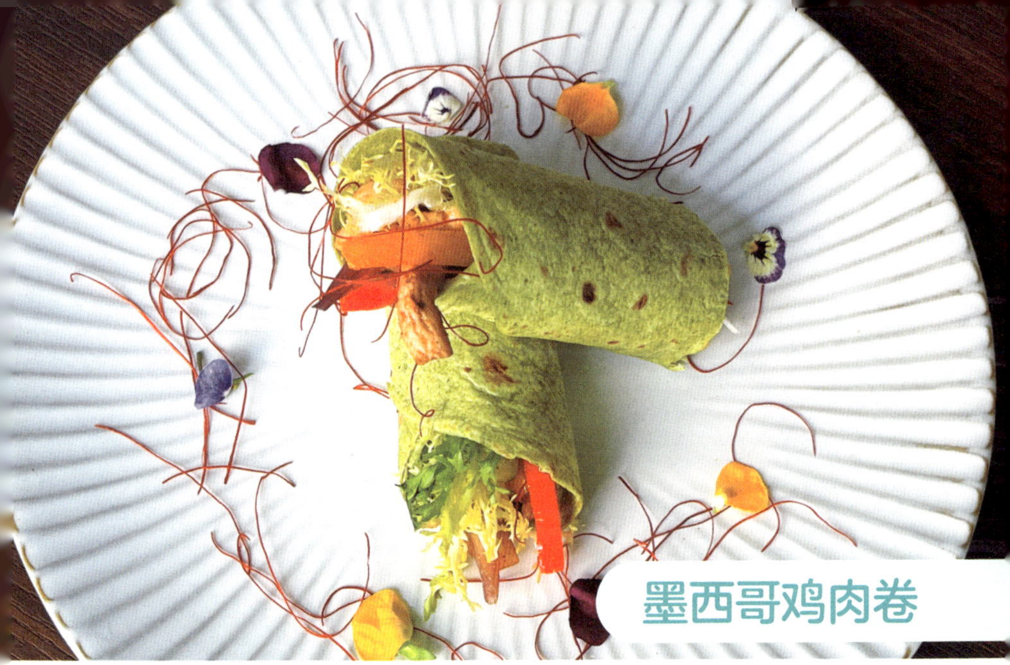

墨西哥鸡肉卷

食材

- 鸡腿肉 1 块，洋葱适量，黄瓜 1/3 根，胡萝卜 1/3 根，全麦饼皮 1 片，生菜 2 片，鸡蛋 1 个

配料

- 盐适量，奥尔良粉 1 勺，黑胡椒粉适量，植物油

做法步骤

①鸡腿肉洗净去皮脱骨，切成块状，加入适量盐，奥尔良粉 1 勺，适量黑胡椒粉，抓拌均匀腌制备用。

②洋葱、胡萝卜、黄瓜洗净切丝备用。

③热锅烧油，鸡肉下锅煎至两面熟透，盛出备用。

④继续热锅烧油，洋葱丝加盐炒软，加入一个打散的鸡蛋，煎成洋葱蛋饼盛出备用。

⑤全麦饼皮在锅中煎出香味，煎至饼皮微微发黄。

⑥饼皮放入蛋饼，加入胡萝卜丝、黄瓜丝，加入鸡肉，加入 2 片生菜，再将所有食材包裹起来即可，喜欢酱料的也可以加入自己喜欢的番茄酱或沙拉酱。

营养师亮亮想要说

鸡肉含优质蛋白质，以及维生素 C、维生素 E、维生素 B_6、烟酸等，其蛋白质含量较高，种类多，且消化率高，很容易被人体吸收利用，有增强体力、强壮身体的作用，是中国人膳食结构中脂肪和磷脂的重要来源之一。鸡肉中赖氨酸含量较高，面粉中赖氨酸含量低，两者相互搭配，可提高蛋白质的生物价值，可以实现氨基酸互补。

南瓜杂粮焖米饭

食材

- 贝贝南瓜 1 个，大米 50g，玉米粒 10g，瘦肉 20g，胡萝卜 10g，土豆 20g

配料

- 淀粉，酱油，蚝油，植物油，葱末

做法步骤

① 大米洗净后下锅煮 5 分钟，捞出备用，这样可以不用泡米，节省时间。

② 贝贝南瓜洗净切开盖子，挖出瓜瓤备用。

③ 瘦肉切碎，加酱油、蚝油、少许淀粉搅拌均匀腌制入味。

④ 胡萝卜、土豆洗净削皮切丁备用。

⑤ 热锅烧油，玉米粒、土豆、胡萝卜下锅翻炒一下，然后加入提前腌制好的瘦肉，翻炒均匀，加入米饭、葱末翻炒，加少许食盐调味。

⑥ 把炒匀的米饭装进贝贝南瓜里（不用压实），蒸锅水开后，盖上盖子下锅蒸 25 分钟即可。

营养师亮亮想要说

南瓜富含碳水化合物、蛋白质、脂肪、胡萝卜素、B 族维生素及各种矿物质。南瓜含有维生素 C 和其他抗炎成分，有助于增强免疫系统，提高抵抗力。南瓜富含的 β-胡萝卜素可以在人体内转化成维生素 A，在保护视力、增加夜视、预防眼部疾病等方面有积极作用。南瓜中含有丰富的锌，锌能参与人体内核酸、蛋白质的合成，是肾上腺皮质激素的固有成分，也是促进人体生长发育的重要物质。大米缺乏赖氨酸，玉米缺乏色氨酸，两者相互搭配，可实现氨基酸互补，提高食物的营养价值。

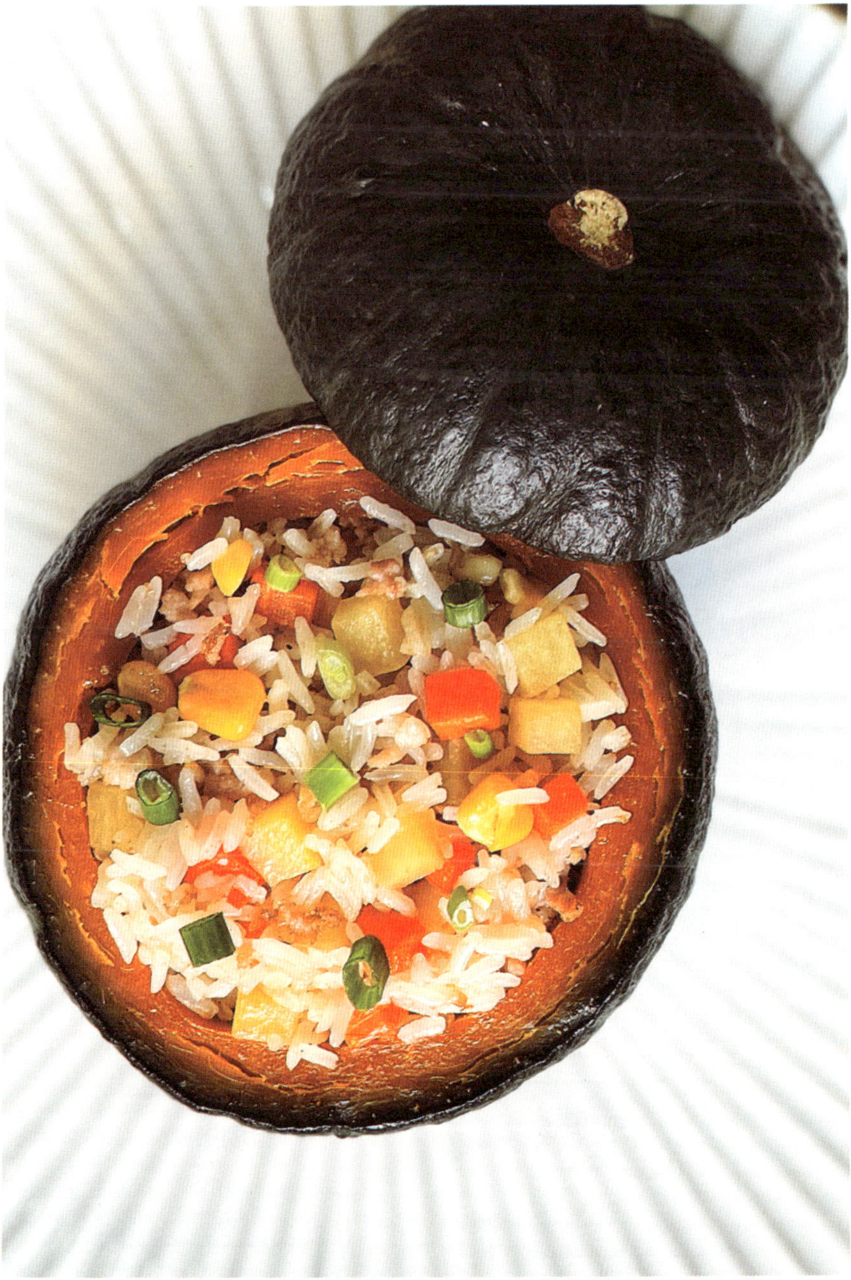

营养师亮亮有话说

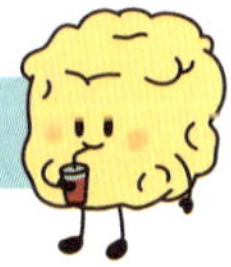

有很多家长会说：“我想尽了办法让孩子吃饭，可我的孩子天生胃口小，吃一点就不想吃了，我总不能逼迫他（她）吃吧。”这种现象并不少见，这时家长需要调整一下孩子吃饭的“战略”。孩子胃口小，我们更要珍惜孩子吃的每一口饭，让孩子的每一口饭都充满营养。

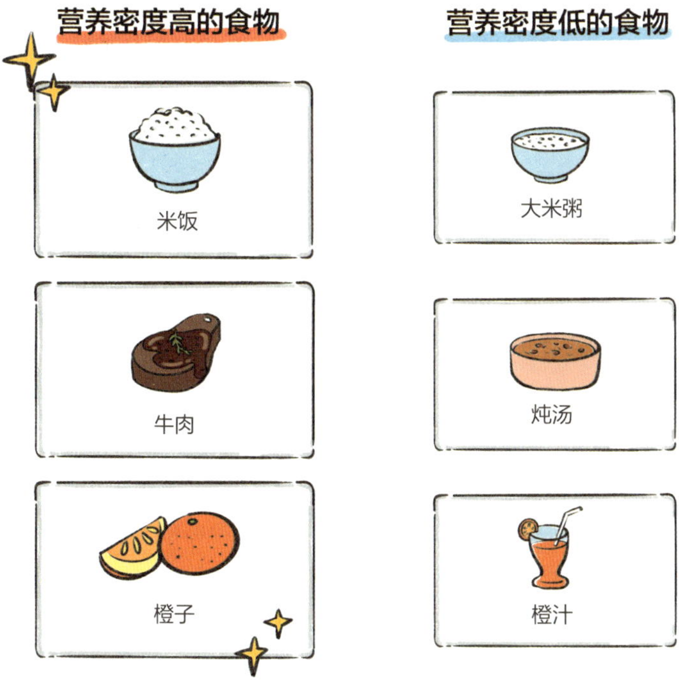

从营养价值的角度来讲，各类食物之间存在很大的区别，营养密度高的食物意味着它们含有更丰富的营养物质。营养密度是指食物中含有的营养物质（维生素、矿物质和蛋白质）与所提供的能量之比。孩子吃下同样分量的食物，营养密度越高获取的营养比例就越高。助力孩子生长发育的关键之一就是学会选择营养密度高的食物。

营养师亮亮的小建议

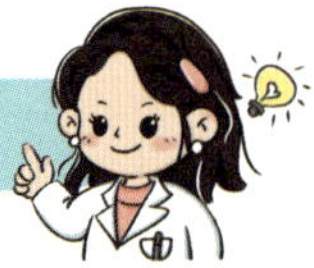

营养密度高的食物有很多，这里有一个简单的原则：固体食物比液体食物营养密度更高。一些常见的食谱，比如牛肉白菜锅贴、照烧三文鱼、香炒牛肉粒、三丁炒饭、番茄肉末焖腐竹等，都是不错的选择。

对于家长来说，弄清楚了 PEM 的成因及症状就能更好地加以预防，而知道了 PEM 的危害能让我们更加重视孩子的成长情况。相信在氨基酸互补和高营养密度食物的加持下，再配合规律的生活习惯，孩子长高就不再是一纸蓝图，而是切实可行，有方向、能实现的目标。

营养食谱 2

牛肉白菜锅贴

食材

- 牛肉 200g，白菜 1/2 颗，饺子皮，姜末、葱花适量

配料

- 盐少许，蚝油 1 勺，老抽 0.5 勺，芝麻油 1 勺，生抽 2 勺，五香粉、白胡椒粉少许，植物油适量

做法步骤

① 白菜洗净切成碎末，撒点盐腌制一下。

② 牛肉末加入葱花、姜末、少许盐、蚝油 1 勺、老抽 0.5 勺、芝麻油 1 勺、生抽 2 勺，五香粉、白胡椒粉少许，植物油适量搅拌均匀。

③ 腌制好的白菜挤掉多余的水分，加入少许芝麻油搅拌均匀，再放入牛肉末中。用筷子顺一个方向搅拌均匀。

④ 取适量调好的馅料放在饺子皮中，用手指沾点清水封口即可。

⑤ 热锅烧油，码放好锅贴生坯，用小火煎至底部金黄色，加入没过锅贴 1/2 的水，盖上锅盖大火焖 2 分钟，打开锅盖大火收汁，撒上葱花即可出锅。

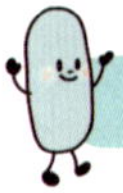

营养师亮亮想要说

白菜有“菜中之王”的美称，它营养丰富全面，除含有糖类、脂肪、蛋白质、粗纤维、钙、磷、铁、胡萝卜素、硫胺素、烟酸外，还含有丰富的维生素，其维生素 C、核黄素的含量比苹果高 5 倍，比梨高 4 倍。白菜中的锌含量高于肉类，并含有能抑制亚硝酸铵吸收的钼，有利肠通便、帮助消化、消食健胃、补充营养的作用。牛肉有“肉中娇子”的美称，它含有丰富的蛋白质、钙、磷等营养成分，有助于骨骼生长和修复，并且牛肉含有足够的维生素 B_6 及锌元素，可增强人体免疫力，促进蛋白质的新陈代谢和合成，有助于身体恢复。牛肉中富含铁质，多吃牛肉可预防贫血，也有助于缺铁性贫血的治疗。

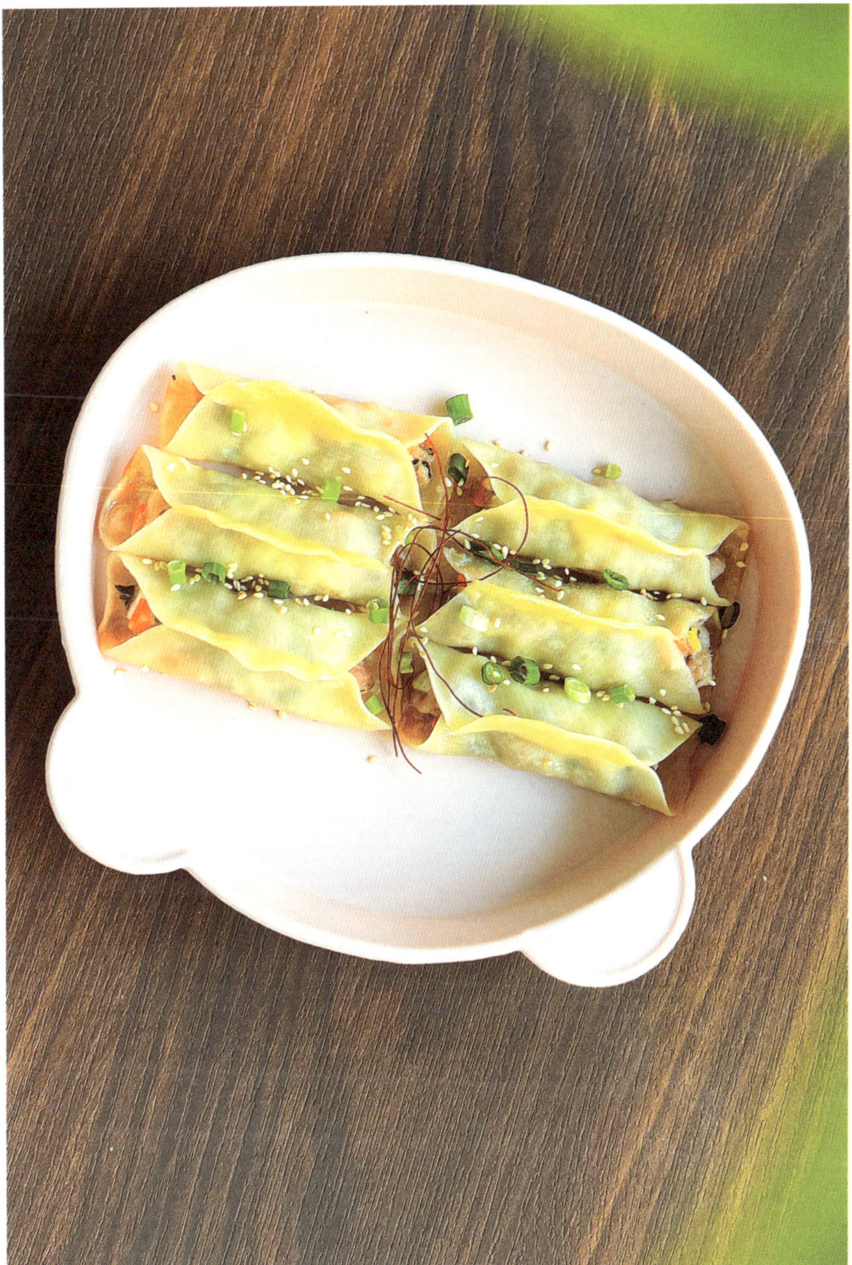

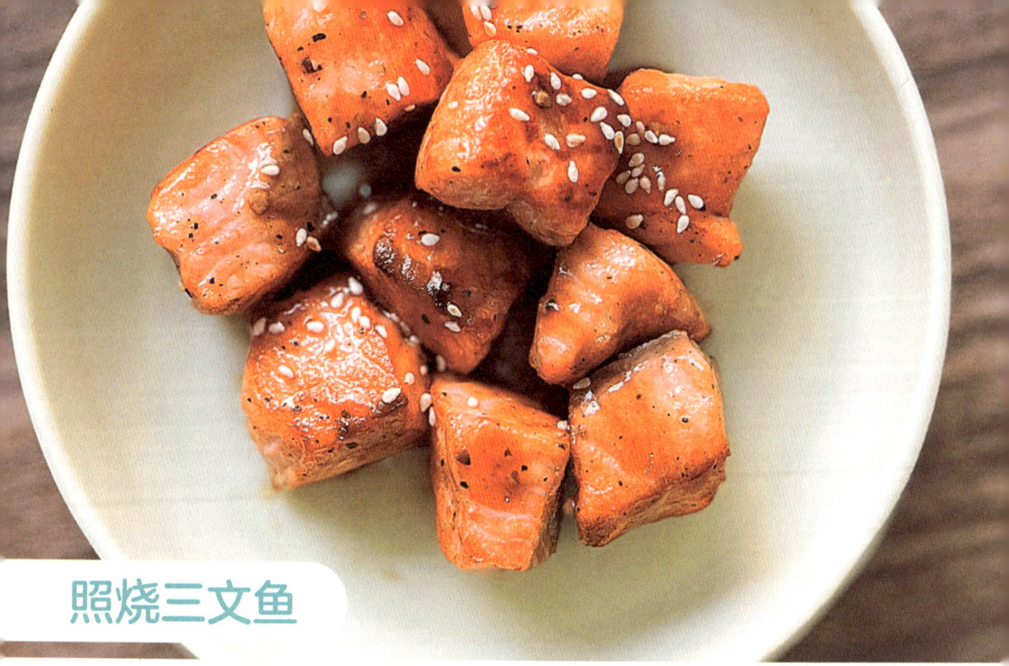

照烧三文鱼

食材

- 三文鱼 200g

配料

- 生抽 2 勺，蚝油 1 勺，老抽 0.5 勺，白酒 0.5 勺，白醋 0.5 勺，蜂蜜 1 勺，水 100 毫升，白芝麻适量

做法步骤

① 三文鱼解冻后冲洗一下，吸干水分。

② 准备照烧汁，碗中放 2 勺生抽、1 勺蚝油、0.5 勺老抽、0.5 勺白醋、0.5 勺白酒、1 勺蜂蜜、100 毫升清水搅拌均匀。

③ 锅中倒少许油，油温五成热时放入三文鱼煎至金黄，煎的时候火候不能太大。

④ 倒入照烧汁，大火煮开转小火煮 3 分钟，煮的时候用勺子把汁水均匀地淋在三文鱼表面，煮至汤汁浓稠时，撒上白芝麻和葱花，关火，出锅后可以把剩余的汤汁淋在三文鱼上。

营养师亮亮想要说

三文鱼富含维生素 D，有助于促进机体对钙的吸收利用，并且含有丰富的蛋白质、糖类、多种维生素和矿物质，如磷酸盐、维生素 A、维生素 D 等，能够提供身体所需的多种营养物质，改善视力。三文鱼中的 DHA（脑黄金）还对改善神经系统和视网膜发育有益。

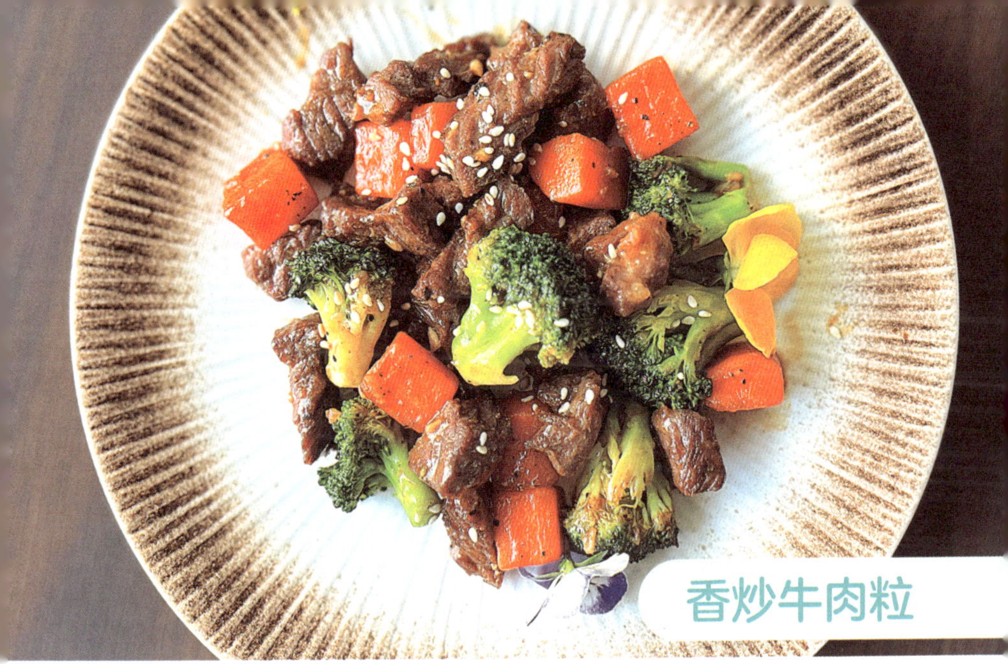

香炒牛肉粒

食材

- 牛里脊 300g，西蓝花 100g，胡萝卜 100g

配料

- 料酒 1 勺，生抽 3 勺，蚝油 1 勺，黑胡椒粉少许，淀粉 1 勺，植物油适量，盐，白糖，味精

做法步骤

① 牛里脊洗净切粒，加入料酒 1 勺、生抽 2 勺、蚝油 1 勺、黑胡椒粉少许、淀粉 1 勺抓拌均匀，再加入 1 勺植物油锁住水分，腌制 20 分钟。

② 腌制过程中，将西蓝花和胡萝卜洗净切块，锅中加水，水开放入 1 勺植物油，胡萝卜倒入锅中焯水 1 分钟，再倒入西蓝花汆烫一下，捞出。

③ 热锅冷油倒入腌制好的牛肉粒，煎至变色，倒入蔬菜翻炒均匀。

④ 加入 1 勺生抽，少许盐，少许白糖，少许味精翻炒均匀（小提示：烹煮后的牛肉肉质会变紧，孩子吃了不容易消化，烹饪时可以加入 1 个山楂、1 块橘皮，让牛肉熟烂）。

营养师亮亮想要说

每 100 克牛肉中含蛋白质 20.2 克、脂肪 2.3 克、铁 3.3 毫克。牛肉的含铁量是猪肉的 2 倍，贫血的孩子多吃牛肉，可以帮助补充铁元素，并且牛肉中含有很多人体必需氨基酸，可促进肌肉生长和修复，营养价值较高。搭配西蓝花和胡萝卜，可以更好地促进营养吸收，提升食物的营养价值。

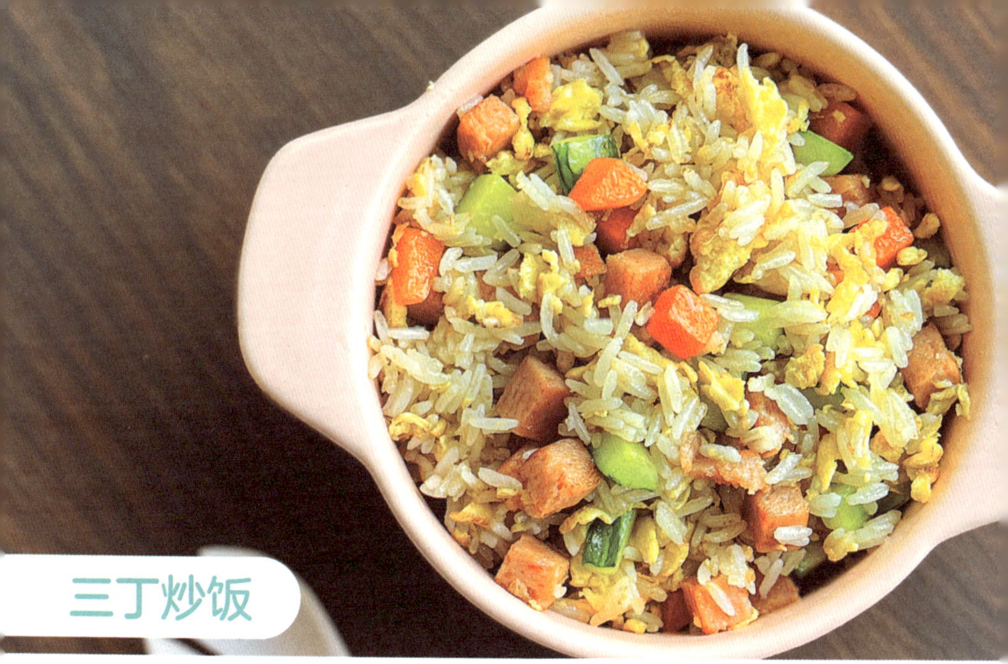

三丁炒饭

食材

- 隔夜米饭 1 碗，黄瓜 1/3 根，胡萝卜 1/3 根，午餐肉 1/2 块，鸡蛋 2 个

配料

- 盐，植物油

做法步骤

① 黄瓜、胡萝卜洗净切丁，午餐肉切丁备用。

② 热锅烧油，锅中打入 2 个鸡蛋翻炒一下。

③ 黄瓜丁、胡萝卜丁、午餐肉丁翻炒均匀。

④ 锅中加入 1 碗隔夜米饭，打散米饭翻炒均匀。

⑤ 炒熟后再加入少许食盐翻炒一下即可出锅。

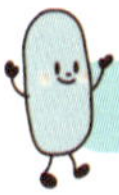

营养师亮亮想要说

这款五分钟即可出锅的三丁炒饭简单又方便，清爽的黄瓜搭配肉粒，还有鸡蛋的香味和胡萝卜的甜味，清爽不油腻，富含碳水化合物、蛋白质、维生素等营养物质，容易被人体吸收，很适合作为孩子的早餐或午餐。

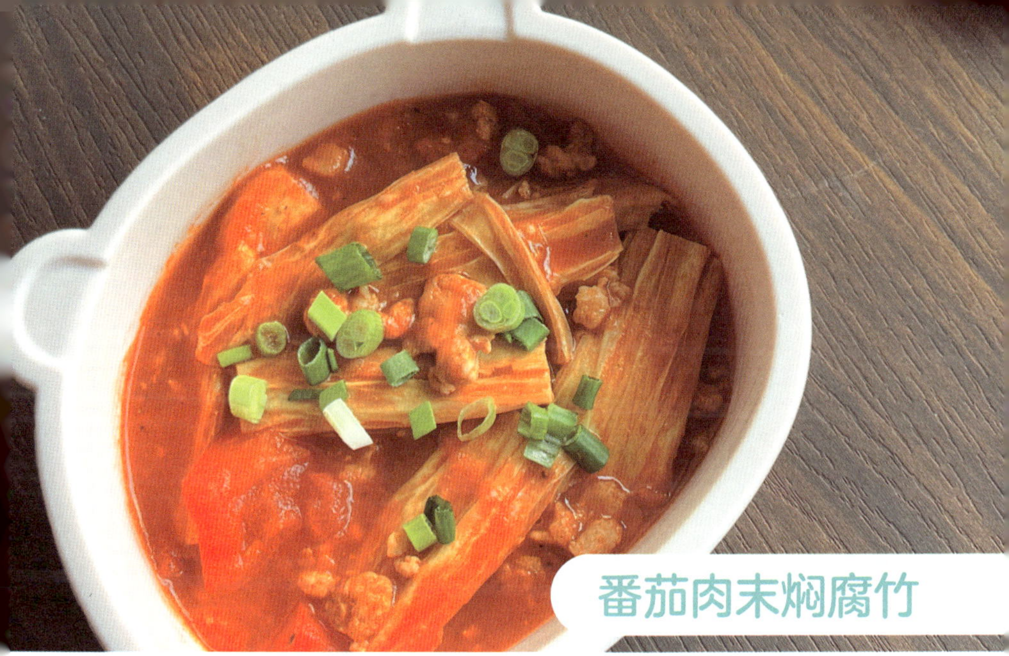

番茄肉末焖腐竹

食材

- 番茄 1 个，腐竹 100g，肉末 50g

配料

- 葱，姜，蒜，酱油 2 勺，淀粉 0.5 勺，蚝油 0.5 勺，白糖，盐，植物油，水淀粉

做法步骤

① 肉末加 1 勺酱油、0.5 勺淀粉，顺一个方向搅拌上劲，腌制备用。

② 番茄洗净切丁，葱、姜、蒜切末。

③ 腐竹常温水泡发后切段备用。

④ 热锅烧油，先下肉末炒干水分，盛出备用。

⑤ 葱末、姜末、蒜末炒香，下番茄丁翻炒，加盐炒至出沙。

⑥ 加入腐竹，再加 1 勺酱油、0.5 勺蚝油、少许白糖，再倒入肉末一块翻炒均匀。

⑦ 加少许水焖煮，最后加水淀粉勾芡，撒上葱花即可出锅。

营养师亮亮想要说

腐竹因营养价值高被许多人称为“素中之荤”，腐竹含有多种矿物质，浓缩了黄豆中的精华，是豆制品中的营养冠军。腐竹中谷氨酸含量很高，是其他豆类或动物性食物的 2~5 倍，是素食者的优质蛋白质来源。番茄中含有丰富的维生素 A 和叶黄素，维生素 A 可以预防夜盲症，叶黄素有很好的护眼功效。这道番茄肉末焖腐竹，营养价值满满，如果孩子没有胃口，可以试试这道菜，酸甜开胃，茄汁浓郁，非常下饭。

Part 3

婴儿期至青春期的科学喂养策略

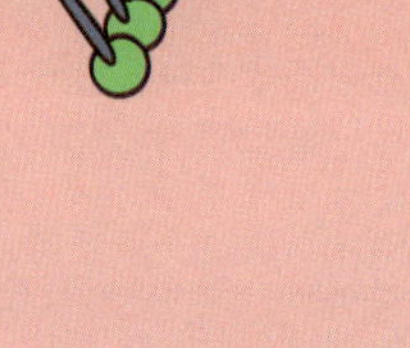

8 婴儿期（0~3 岁）：营养奠基与早期发育

联合国儿童基金会一直在报告中强调儿童早期饮食的重要性。对 4 个月至两岁的婴幼儿来说，他们摄入的食物相对单一，但对营养的要求却很高。因此，家长应当为孩子添加辅食，以保证营养充足。

4~6 个月的孩子，处于从母乳或配方奶过渡到辅食的阶段，这个阶段对孩子的生长发育非常重要，因为这是婴幼儿快速生长发育的关键期，例如孩子的身长会飞快地增长，而快速生长说明孩子需要更多的营养。母乳和配方奶是液体食物，水分占比在 90% 或以上，这个时候孩子已无法仅从母乳或配方奶中得到足够的营养和能量，母乳和配方奶已无法满足孩子生长发育的需求，这也是为什么辅食的添加尤为重要。

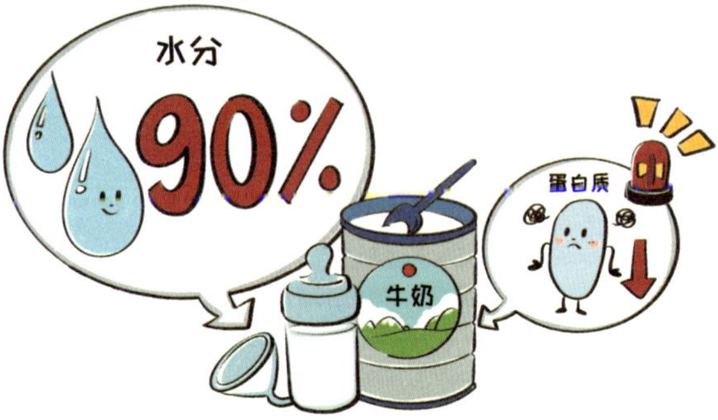

添加辅食涉及许多重要知识，包括对孩子生长发育的理解，有时父母没有意识到辅食过渡阶段的重要性，导致孩子的生长曲线变得平缓，甚至出现曲线向下弯曲的情况。

在从母乳或配方奶过渡到辅食的过程中，孩子经常出现各种各样的情况，比如孩子出现食物不耐受、过敏、挑食，父母不知道孩子应该吃多少，导致孩子实际摄入营养不足或不均衡等，这些情况都有可能导致孩子在生长发育过程中出现 PEM 的情况。如果一个婴幼儿连续几个月体重无明显增长，身高增长缓慢，儿保指数偏低，那么家长就要注意，这可能是 PEM 的表现。婴幼儿时期出现 PEM 大部分是因为孩子的辅食过渡没有做好，营养摄入满足不了孩子的生长发育需求导致的。这个问题家长必须重视，否则随着孩子长大，孩子对营养的需求越来越高，与同龄人的差距会越来越明显。辅食是孩子建立饮食习惯的初始阶段，如果一开始就没有给孩子打好基础，后期会出现各种各样的问题。这个过程就像赛跑一样，一开始，孩子与相邻跑道上的其他选手可能只相差几米，但跑到 300 米的时候，可能已经相差了 20 米，等跑到 800 米的时候，可能已经相差了 100 米。所以父母要重点关注孩子的辅食过渡阶段，做到正确添加辅食，关注孩子的体重和生长发育状况。

同时，这一阶段也是孩子免疫力发育的最重要时期，此时 PEM 带来的影响不仅限于身高发育受限，还会出现其他症状，比如贫血、免疫力低下、反复生病、经常腹泻等。有时孩子生病或出现过敏反应，父母不知道怎样应对，或是一味给孩子喝奶、喝汤，或是为了防止孩子再次过敏刻意避开肉类、海鲜等食物，这都有可能影响孩子的营养摄入情况，孩子消耗多、摄入少，免疫球蛋白跟不上，身体自然恢复得慢。这也是为什么父母会感到自己那么努力，可孩子依然经常生病，生长发育也跟不上的原因之一。

有的家长会被孩子胖嘟嘟的小脸蛋迷惑，心想：“我家宝宝脸上有肉，怎么会营养不良呢？”

这是因为婴幼儿本身体脂含量较高，看起来更有“肉感”，但有一种营养不良的情况叫作“隐性饥饿”，比如婴幼儿从母乳或配方奶喂养过渡到辅食的过程过渡得不好，导致孩子过分依赖单一食物，这样容易缺乏必要的蛋白质等营养物质，就有可能导致孩子自身免疫力和发育存在缺陷，在后续的成长过程中遇到更多问题。因此，虽然孩子的脸颊胖嘟嘟的，但仍要注意孩子的身高增长是否正常。每个孩子都是独一无二的，需要父母的爱与呵护，每对父母应该尽量建立科学的养育理念，培养甄别养育方法的能力，对孩子倾注足够的爱意，科学、完善且有针对性地为每个孩子量身定制匹配他们实际需要的营养食谱，科学养育每一个孩子。

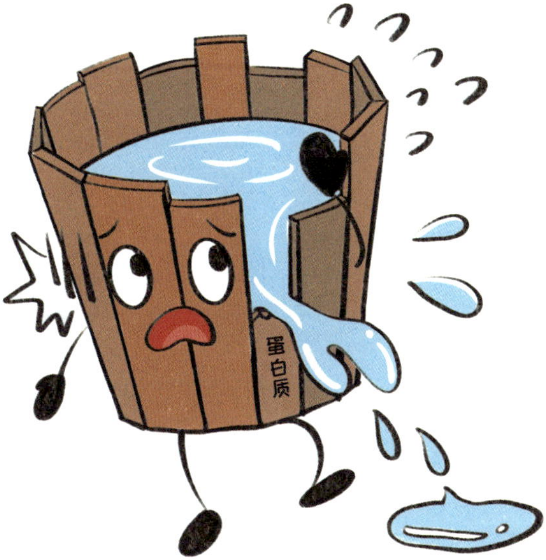

辅食添加：规避过敏与挑食风险

情景展示

过敏的睿睿

睿睿出生时体重是 6.3 斤（3.15 千克），处于正常区间。6 个月一晃而过，到了该给孩子添加辅食的时候，父母却发现孩子的体重增长似乎停滞了，而且孩子还经常出现食物过敏的症状。为了搞清楚原因，父母带着睿睿去医院做了过敏原筛查，不查不知道，一查吓一跳，虾、鱼、乳蛋白、牛羊肉、坚果、鸡蛋、毛桃、杧果等都是睿睿的过敏原。睿睿的爸爸、妈妈如临大敌，采取了“一刀切”策略，把一切易过敏食物从食谱中剔除，全家人都不再碰，鸡蛋、鱼、虾也不吃了，每天只在米糊、蔬菜泥上面打转。睿睿本就挑食，在食物禁忌一大堆的情况下，营养开始跟不上，连续几个月体重都没有明显增长。免疫力更是比同龄孩子差一大截，一点儿风吹草动就会生病。如此下去，睿睿只能保持瘦小的模样，更别说想要“弯道超车”了。

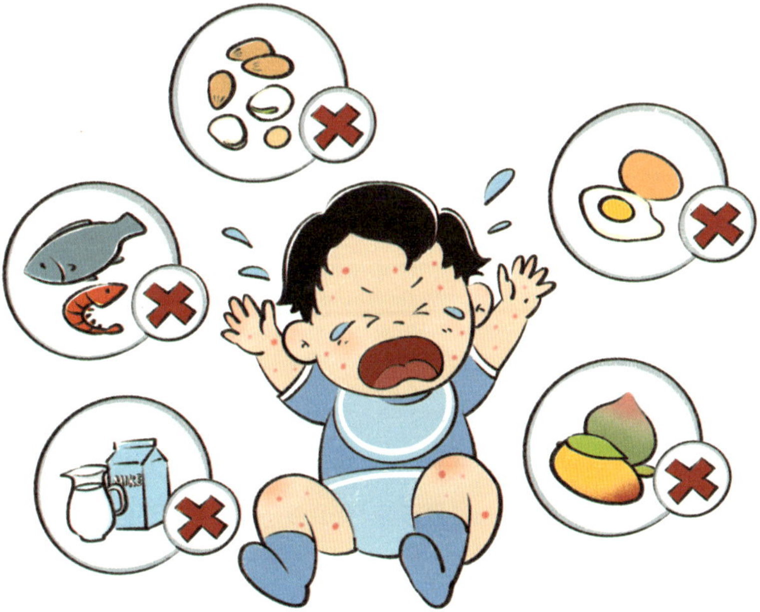

营养师亮亮有话说

孩子出现食物过敏反应后，一些家长可能会过度紧张，采取从此“隔绝”这种食物的做法，坚决不让孩子再碰。其实这种做法未必合适。有的孩子肠胃吸收能力比其他孩子弱一些，对初次接触的食物会出现轻微的过敏反应或不耐受现象，如果在婴幼儿时期就建立极其严格的饮食禁忌，可能会导致孩子错失锻炼食物耐受性的宝贵时机。

首先，除非医生明确提出，否则我不建议家长带孩子做过敏原测试，这可能会造成家长的过度焦虑。在辅食阶段，如果遇到食物过敏的情况，应当先观察孩子对食物的具体过敏反应。生活中存在食物过敏的孩子不在少数，这件事是需要重视的，要弄清楚孩子到底对什么食物过敏，是否是真的过敏，还是只是对食物不耐受。辅食阶段家长可以先挑选米糊、面条、蔬菜等不易过敏又易于消化的食物，在孩子适应固态食物后再慢慢增加辅食种类。

那我们如何区分过敏和不耐受？如果孩子吃了某种食物，面部或嘴巴周围的皮肤出现红肿和小颗粒，但在一两个小时后自然消失，那么就可以判断为不耐受，家长不需要过度紧张或避开这种食物。这种现象很正常，孩子第一次接触某种食物，身体的免疫力可能会做出这类反应，家长可以在营养师的指导下，逐渐让孩子建立耐受。例如逐步尝试该种食物，从极少量开始，一点一点加量，直到完全适应。家长应让孩子慢慢建立起耐受性，而不是避开所有让孩子起反应的食物，因为让孩子长大后再建立耐受会比小时候更困难，甚至可能对某些食物从不耐受变成真正的过敏，导致孩子错失获得更多营养的途径。

其次，针对孩子真正过敏的食物，家长也不需要太过担心，反应过度。医院的过敏原检测具有一定的参考价值，却也有其局限性。过敏本质上是人体的免疫系统对某些物质产生抗体，是一种为了保护自身的“过激”反应。婴幼儿的免疫系统还处在发育中，对许多物质的反应充满变化，例如有的人幼年时对花粉过敏，成年后就不再过敏了，或者检测显示对某种食物过敏，但吃下后其实并不会出现过敏反应。因此，在养育孩子的过程中最好以实际情况为参考，以开放的心态让孩子尝试更多辅食种类，观察他们的反应，如果孩子吃后出现大面积皮肤红疹、严重腹泻、便秘或便血等严重过敏反应，那就需要坚决避开该种食物。如无剧烈反应，即便检测出过敏，也可以继续尝试。

总而言之，家长一定要了解孩子对某种食物是否是真的过敏，而了解过敏的方法不是通过过敏原测试，而是观察孩子对食物的反应。在日常喂养过程中，家长应做好孩子的饮食记录及过敏反应记录，这样才能够正确判断孩子是否过敏。对于轻微过敏或不耐受的食物，可以在营养师的指导下，让孩子逐步建立耐受，这样可以让孩子获得更充足的营养。

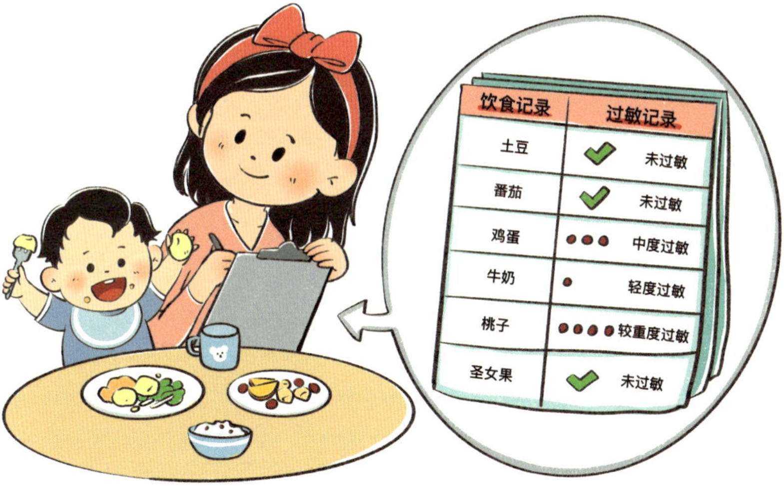

婴幼儿时期是孩子身高、体重的高速增长期，如果家长为了“保护”孩子而让他们避开各种各样的食物，就会减少他们获取营养的渠道，导致 PEM 出现的概率大大增加。事实上，在我的工作经验中，婴幼儿 PEM 往往高发于从母乳过渡到辅食这一阶段，需要家长格外注意。所以，当家长发现婴幼儿体重不达标、生长曲线每况愈下时，一定要提高警惕，问题可能就出在辅食过渡这一环节。

营养师亮亮的小建议

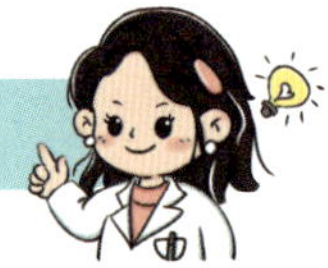

给孩子添加辅食是养育孩子非常重要的一个阶段。

那应该从什么时候开始给孩子添加辅食呢？在国际通行的育儿理论中，其实存在不同的观点，一般情况下，4~6 个月的孩子可以开始添加辅食，但每个孩子的具体情况不同，更明智的做法是按照孩子的需求灵活应对。家长可以对孩子的日常表现进行观察。

① 一天所需的奶量。当孩子的胃口明显变大时，例如奶量在 1200mL 以上，这说明液体食物已经无法满足孩子的需求了。

② 经常半夜饿醒，这也是胃口大、消化快的表现。

③ 能够自主坐稳，头部可保持稳定竖立。在有一定依靠的情况下（例如宝宝椅），孩子能自己坐直，头部能稳定竖立或能自然地左右转头，这说明孩子已经具备了吃辅食的条件。

④ 对大人的食物感到好奇。例如在大人吃饭时发出咿咿呀呀的声音，看到勺子靠近会主动张开嘴巴。

出现以上信号，家长就可以开始给孩子准备辅食了。不过也要注意循序渐进，如果孩子出现“推舌反应”，即用舌头往外顶，拒绝喂进嘴里的食物，或者摇头躲避，那就不要强行喂食。

家里制作的辅食更新鲜，也更放心，但有的家长由于时间、经验等问题，无法立即学会制作合适的辅食，那么也不妨尝试预制辅食。一些预制辅食中添加剂含量非常低，也是安全的，其营养成分甚至更全面。我建议家长开放地去尝试不同种类的辅食，不要有太多的顾虑。

对于轻微过敏或不耐受的食物，家长不要“因噎废食”，不要因为害怕过敏而早早给孩子规定过多饮食禁忌，应该耐心尝试，逐渐建立孩子的耐受性，保证孩子获取营养的多样化来源。一部分出现 PEM 的孩子并不是家庭条件不好才导致的营养不良，而是因为家长过分担忧，让孩子避开的饮食种类太多了，才导致孩子的营养跟不上。在这种情况下，建议家长与专业的营养师沟通，给孩子做营养规划，例如过敏的食物应该用什么食物替代、不耐受的食物要怎样建立耐受等。

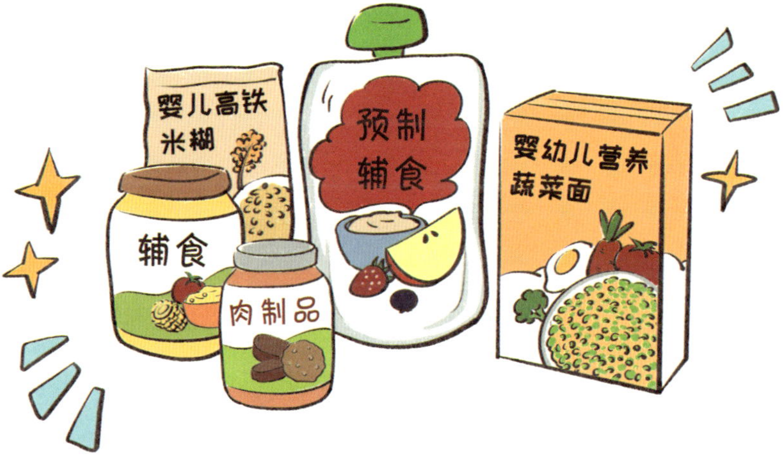

此外，家长还要观察辅食喂养是否合理。辅食喂养的要点在于注重食物多样性、避开严重过敏食物、有规律地喂食等，这些都是家长一方的努力，孩子的反馈则体现在生长曲线上。如果孩子的身长、体重发育一直处于 50% 及以上的区间，那就证明辅食喂养环节成效斐然。反之，则说明身长、体重不达标，需要采取补救措施，例如检查辅食喂养是否有缺陷，也可以咨询专业医生或营养师，了解孩子的生长状况，及时调整饮食。

我建议家长及早培养孩子良好的吃饭习惯。经常听家长说，“我家孩子要看着动画片才肯吃饭”“孩子不想吃，就等饿了再喂吧”，这都不利于孩子长大后的正餐习惯。在婴幼儿辅食阶段，首先要让孩子适应吃饭的规律，定时定点，例如每天喂辅食 2~3 次，一般在上午 10 点和下午 2 点左右。其次是让孩子专心吃饭，不要看电视，最好能和家长有互动地吃辅食。喂食时间也要控制，尽量让孩子在一定时间内吃完，不要无休止地拉长喂食时间，这会打乱孩子的进食规律。坚持如此，挑食、厌食、吃饭不专心等问题，可以慢慢得到改善。

强化免疫力：降低疾病对身高发育的干扰

情景展示

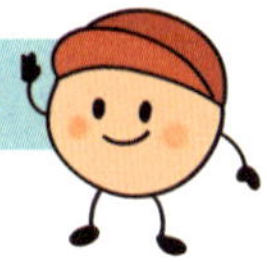

经常生病的玥玥

玥玥小朋友已经上幼儿园一年了，在这一年中，只要同班有小朋友生病，她就会被传染，因此每个月都要请十几天的假，不是去医院输液，就是在家休养。频繁吃药打针，让玥玥消瘦得厉害，面色青白，总是没胃口，肠胃也弱，经常便秘。

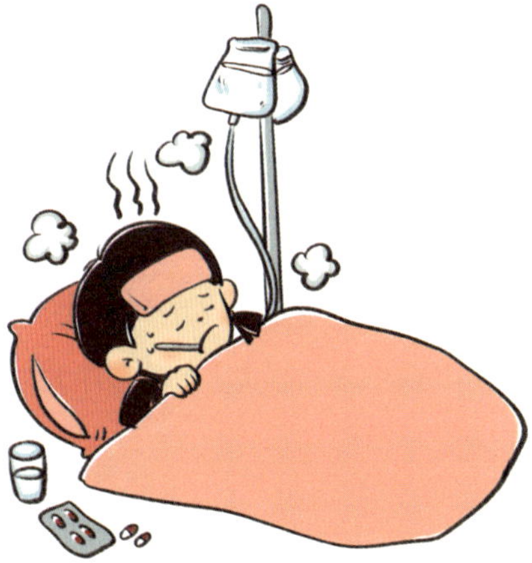

身体不好，情绪自然会受到影响，玥玥在家时总黏着妈妈，一直要妈妈抱。就算妈妈带她出门去公园玩耍，她也执拗得不肯下地，对玩耍没什么兴致，总是十分疲惫、精力不足的样子。

妈妈很苦恼，向老师问起玥玥在幼儿园的情况，老师说："玥玥在幼儿园和小朋友们一起玩的时候，常常是玩一小会儿就累了，总是一个人坐着休息，看其他小朋友玩耍。另外玥玥比较挑食，喜欢吃的东西只有几样，没有喜欢吃的食物，就宁愿饿着。"

玥玥妈妈想起孩子在家也不怎么吃饭，经常吃零食，这应该就是孩子免疫力低下的原因。

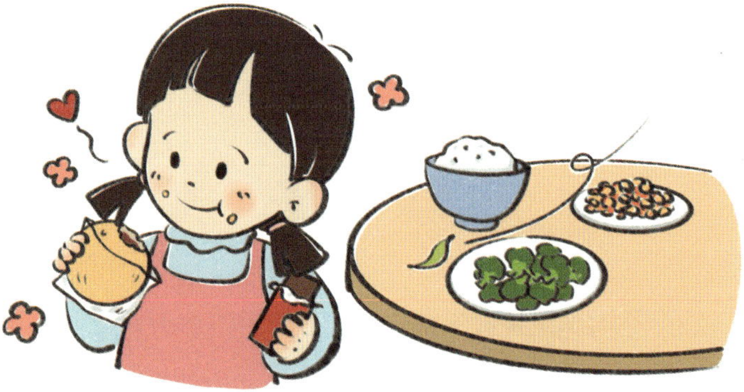

营养师亮亮有话说

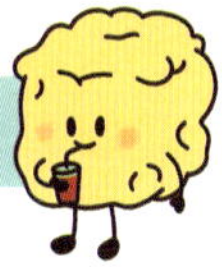

营养不良不仅会影响儿童的身高、体重及大脑等关键组织的正常发育，还会导致孩子免疫力低下，增加患病风险。以玥玥小朋友为例，她因为挑食、偏食等不良饮食习惯，导致蛋白质、铁、维生素C等与免疫相关的营养素缺乏，造成血红蛋白、肌蛋白与免疫球蛋白等低下，进而引发贫血和免疫力低下，于是频繁生病。患有PEM的孩子的常见症状，如免疫力低下、身高增长缓慢等，也和体内营养物质缺乏有关。免疫力差，是因为免疫球蛋白低下；脸色不好，是因为血红蛋白低下；长不高，是因为肌蛋白低下。要彻底解决这些问题，其实不需要走太多弯路，应当回归到“缺什么就补什么”这条朴素的规律上。解决了孩子蛋白质、能量缺乏的问题，体内的蛋白质补充上了，血红蛋白、免疫球蛋白、肌蛋白自然就增加了，孩子的脸色也就能红润起来，免疫力上去了，生病、过敏的情况也会相应减少。肌蛋白正常了，肌肉生长情况也会变好，孩子自然而然就长高了。

患有PEM的孩子常常生病，这样的孩子通常不像其他健康的孩子那样适应力强、胃口好、精力好。孩子一生病就容易没精神，身体上的不舒服会导致孩子没有心情玩耍，喜欢黏着妈妈，没有胃口，吃什么也不香，一天到晚病恹恹的。这种状态对孩子的生长发育，以及孩子在幼儿园的学习、生活等都有不利影响。

在日常生活中，饮食的功能不仅在于喂饱孩子，还要为身体的免疫系统提供营养。随着孩子一点点长大，器官、骨骼、肌肉发育都需要营养供给。当孩子开始自己探索这个世界，从爬到走，再到跑起来，孩子的运动量不断增加，消耗也同步增长，身体对蛋白质等营养的需求也在增长。这些营养主要来自日常饮食，如果摄入不足，就很可能出现 PEM。

这里讲一个常见误区，有的家长知道孩子有贫血问题后，立即想到要补铁，于是会给孩子喝营养剂或通过喝炖汤来补充营养。这里就容易出现误区，例如广东地区习惯于饮汤，认为炖汤很有营养。实际上，炖汤里水的比例高达 95%，营养素比例微乎其微，而蛋白质基本不溶于水，汤里几乎不含蛋白质，所以用汤来补充蛋白质，或是用汤解决孩子免疫力不好、长不高、胃口不好的问题是没有多少效果的，因此，家长没必要给孩子喝过量的炖汤。

另一个误区是依赖过量的营养剂、保健品，虽然它们能够为孩子补充钙、铁、锌、硒等微量元素，对人体是有好处的，但这些属于微量营养素，人体只需要少量就足够了。就像建房子要用到填缝剂，但只需少量即可，真正组成房子的是砖块、水泥、沙土这些用量大的建筑材料。为什么很多长期补充营养剂的孩子，身高增长效果也不好呢？是因为没有补充上孩子真正缺的东西。孩子缺的是蛋白质，而不是微量元素。其实，在孩子日常饮食较好的情况下，微量元素是可以满足的。比如孩子吃了一块牛肉，牛肉里不但有蛋白质，还有铁、钙、锌等微量元素。所以家长应该花更多的时间和精力去纠正孩子的饮食，而不是寄希望于营养补剂或保健品。

简单来说，炖汤、营养剂、保健品等虽然不是完全无效，但对改善孩子的营养不良状况并无太大帮助，想要从根本上解决贫血、免疫力低下、机体缺氧、注意力不集中、容易疲劳等问题，补充蛋白质等宏量营养素才是关键。

一张图读懂
三大宏量营养素

碳水化合物 主要供能物质	蛋白质 生命活动的主要承担者	脂肪 保持激素水平
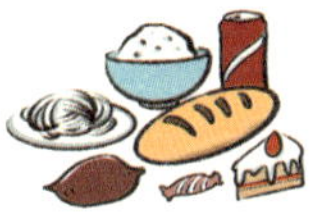	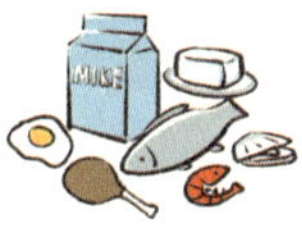	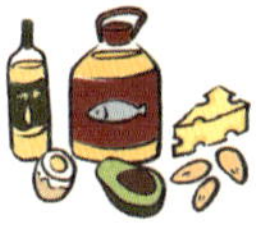
米饭、面条、燕麦、意面、红薯、紫薯、馒头、包子、土豆、玉米、高糖水果、零食甜点、含糖饮料等	鸡蛋、牛奶、鸡肉、鱼肉、豆制品、虾蟹贝、瘦牛肉、蛋白粉等	坚果、动物内脏、芝士、鱼油、食用油、牛油果、鸡蛋黄、动物皮等

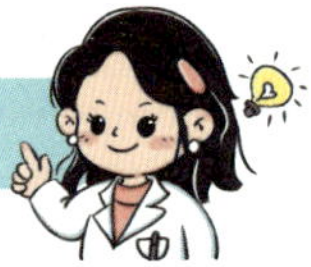

营养师亮亮的小建议

4~6 个月的婴幼儿虽然仍进食奶水，但液体食物已经不足以满足孩子生长发育的营养需求，这就是为什么要添加辅食。家长可以为孩子选择种类多样、营养更全面的食物。例如针对玥玥这样的小朋友，要让她的饮食足够多样化，鼓励孩子尝试各种食物，特别是富含宏量营养素的食物，既要重视主食，也要加强蛋白质的补充，还可以

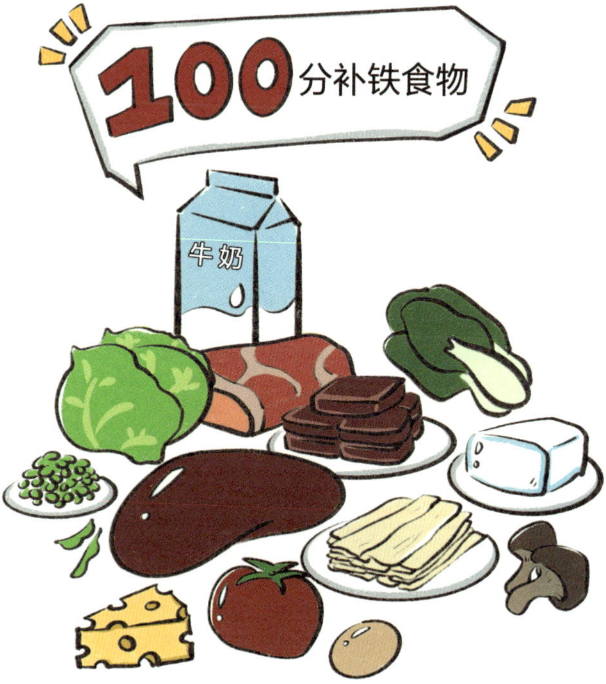

宝宝辅食添加顺序

米粉	稀水状	稀糊状	酸奶状	稠粥状
	5~6个月可添加，不能晚于26周			
根茎类	土豆泥	胡萝卜泥	山药泥	南瓜泥
	吃米粉1周后可添加，不能晚于26周			
蔬菜泥	菠菜泥	西蓝花泥	生菜泥	小白菜泥
	吃3~4种根茎泥后可添加			
水果泥	苹果泥	香蕉泥	牛油果泥	雪梨泥
	吃辅食半个月后可添加，常温下可食用			
肉泥	鸡肉泥	猪肉泥	牛肉泥	鱼肉泥
	7个月后可尝试添加，根据宝宝消化情况决定			
蛋黄	1/4个蛋黄	1/3个蛋黄	1/2个蛋黄	1个蛋黄
	一般8个月左右添加			
粥	十倍粥	七倍粥	正常粥	软饭
	7月龄可添加			
面条	粒粒面	碎碎面	蝴蝶面	长直面
	在宝宝添加过所有辅食泥后可添加			

增加一些富含铁的动物性食物，如动物肝脏、动物全血、红肉等。同时，也要适量摄入富含非血红素铁的植物性食物，如绿叶蔬菜、豆类等。另外，注意搭配富含维生素 C 的食物，促进非血红素铁的吸收。

从可操作性上来说，我认为家长可以坚持两个指标。第一，一定要重视孩子的身长及体重生长曲线，观察曲线走势是否健康。这是可量化的数据，足够直观。如果孩子的生长曲线走势出现异常，父母们能够第一时间知道孩子的生长发育出现了问题。这些问题一般大部分还是因为孩子的总摄入量不够，摄入量足够的情况下，孩子的体重通常是能够合理增长的。

第二，辅食阶段的目的在于让孩子的饮食从液体食物过渡到半流质及固体食物，辅食虽然叫“辅”食，却绝不是母乳或配方奶的配角，而是孩子迈向新阶段的主角。

简单来说，在量化孩子的生长数据后，通过生长曲线可以明确知道孩子的生长状态。如果孩子的生长曲线跟得上，那就证明这一阶段的喂养没有太大偏差。如果跟不上，大概率是喂养方式不对，一些所谓的偏方、炖汤，甚至各种推拿按摩，这些非饮食的方式基本是无效的，归根到底还是总摄入量不足，营养不够。

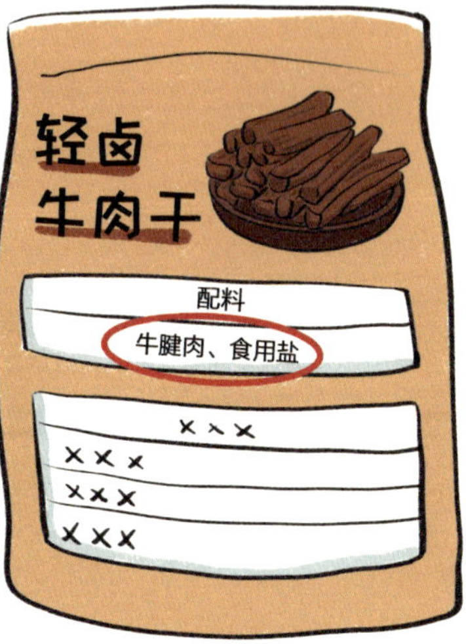

如果孩子喜欢吃零食，不要急着禁止。我们鼓励孩子的饮食多样化，就是俗话说的“吃得越杂越好”。爱吃零食表明孩子有吃的需求，那么家长可以学着挑选合适的零食，这样既能满足孩子的口味，又能为他们补充在正餐中摄入不足的营养。比如孩子不爱喝奶，可以在家里常备奶酪棒作为零食；孩子不爱吃肉或蔬果，就选择一些肉干、蔬果干作为零食。零食不一定必须自己制作，也可以尝试商店里能买到的包装零食，只需注意配料表，选择配料简单、营养成分高的食品即可。另外，家长应鼓励孩子多参加户外活动，晒晒太阳，呼吸新鲜空气。运动不仅可以促进孩子的食欲，还能提高身体的免疫力。

益智食物，让宝宝越变越聪明

情景展示

注意力不集中的孩子

幼儿园里，总有一些“小顽皮”“特困生”。有的孩子在课堂上无法集中注意力，东摸摸西摸摸，一刻也闲不住。如果让他静下来看看绘本，读一首古诗，他不是跳着翻页，就是阅读漏字，理解能力也远低于同龄孩子。有的孩子则是一动脑子就犯困，学什么都吃力，记忆力特别糟糕。

有的家长觉得这只是孩子的行为问题，应该让老师多加管教，或者家长强硬地陪读、陪学就能训练好。其实还应考虑一种情况，这些看似简单的行为问题，可能正是孩子的身体向我们发出的营养不良信号。

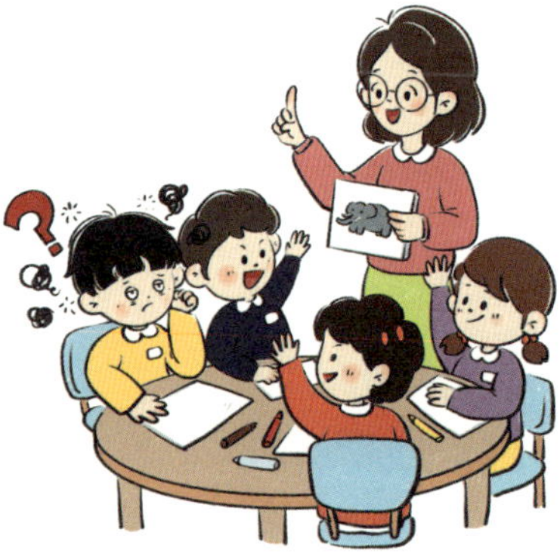

营养师亮亮有话说

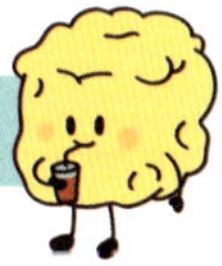

胎儿长到 3 个月的时候，体内的神经细胞每分钟能分化几十万个。我们亚洲人的大脑，在婴儿时期大约重 400 克，青少年和成年时期的重量为 1.3~1.5 千克。发育到 1 岁左右，孩子的脑重量已经约为成人的一半了。孩子到了 6 岁，脑神经就已经发育了 90%。可以说，0~6 岁是孩子大脑发育的黄金时期，大脑的生长模式是爆发式的。换言之，这个时期是孩子大脑发育的第二个高速窗口期，也是补脑的黄金时期。神经细胞是不可再生的，一旦发育完成就不可重来，所以在婴幼儿时期，大脑的物理性重量发育是非常重要的。那大脑的重量是如何发育的呢？其实就是靠吃进去的营养。如果这个时候孩子营养不良，体重过轻，那么大脑将无法获得足够的蛋白质和脂肪酸等营养物质，其重量增长也会受到影响。如果大脑长期缺乏营养，很可能影响神经细胞的增长，从而引发智力低下及一系列严重的认知和行为问题。

美国哈佛大学医学院精神病学教授雅妮娜·加勒（Janina Galler）经过 40 年的研究，长期追踪婴儿时期出现中度及以上程度营养不良的儿童，根据他们在 5~11 岁、11~17 岁和 37~43 岁的身体状况与行为表现得出结论，与营养良好的儿童相比，营养不良的儿童更容易出现以下情况：①智商容易偏低。50% 营养不良的儿童智商低于 90；②难以集中注意力，记忆力较差；③在学校的学习成绩不佳；④社交能力较差，容易表现出攻击性；⑤情绪不稳定等。

营养师亮亮的小建议

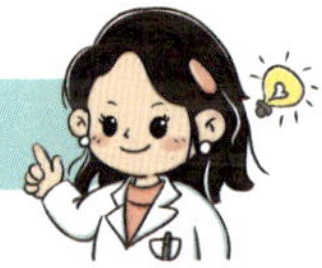

想要避免这种情况，答案就在我们的日常饮食中。我们的大脑主要由蛋白质和脂肪构成，其中脂肪的占比超过50%，蛋白质占比约为45%，要促进孩子的大脑发育，家长可以从这两个方面入手。例如富含ω-3多不饱和脂肪酸的食物，可以帮助孩子获取ALA、EPA、DHA等优质脂肪酸，有助于孩子的视力和神经发育，还能提高骨骼密度。这种多不饱和脂肪酸主要存在于植物油、鱼油和海产品等食物中，因此有的家长会专门买橄榄油、核桃油，甚至是婴儿专用油来给孩子做辅食。其实油脂是比较容易氧化的，氧化后可能会产生致癌物，因此在日常照顾孩子时，我比较推荐小瓶装食用油，这样在短时间内可以使用完，能够尽可能保障孩子的大脑不受损伤。至于油的种类，我们可以多样化选择，花生油、大豆油、菜籽油、橄榄油、核桃油、芝麻油都可以，可以轮流使用，这样孩子获取的营养更丰富、更全面。另外，可以一周给孩子吃2~3次海鱼，海鱼含有丰富的ω-3和ω-6脂肪酸，对孩子的大脑发育十分有益。在安全的情况下，也可以在辅食里添加一些坚果粉，帮助孩子摄入更多的、对大脑发育有益的营养素。

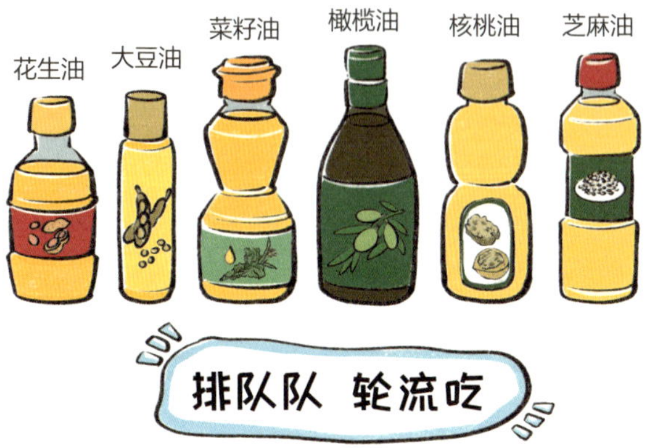

虽然脂肪对孩子的大脑发育有益，但也要注意动物脂肪不宜太多。比如在孩子可以吃固体食物后，家长为了食物口感更好，会选用半肥半瘦的肉类做菜，孩子也容易喜爱油脂的味道。但我不建议家长给孩子吃过多的动物油脂，比如猪油、鸡油等，这些动物脂肪所含主要为饱和脂肪酸，如果摄入量太大，可能会导致肥胖、高脂血症等问题。正确的处理方式是合理搭配，多让孩子吃瘦肉，适当避免肥肉、动物皮等。

9　学龄期（4~12 岁）：挑食矫正与生长加速

提高专注力与学习效率的营养支持方案

情景展示

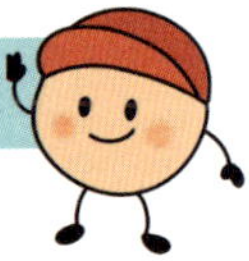

不爱吃饭的嘉欣

嘉欣在上幼儿园之前生长曲线一直处于正常区间，属于瘦长体型，但上幼儿园后，生长曲线逐渐变缓，在同班同学中一直是“吊车尾”。后来上了小学，她因个矮一直坐在第一排，发到手的校服需要改小才能穿，可以连续几个学期都不用更换。平时家长给她买的裤子，总要把腰身缝上一些，否则就穿不住。老师说，嘉欣听话乖巧，只是在课堂上经常走神，注意力很难集中。嘉欣妈妈很着急，不知道问题出在哪里。她关心孩子在学校里吃得好不好，嘉欣只说学校的饭不好吃。但回家以后，她同样胃口不佳，营养再丰富的食物也只吃几口就不吃了，或是昨天还吃得不错的食物，今天再出现在饭桌上，她就不爱吃了。嘉欣不喜欢吃正餐，却偏爱吃零食，格外喜欢辣条、薯片、炸鸡、奶油蛋糕等重口味或高热量的食物。

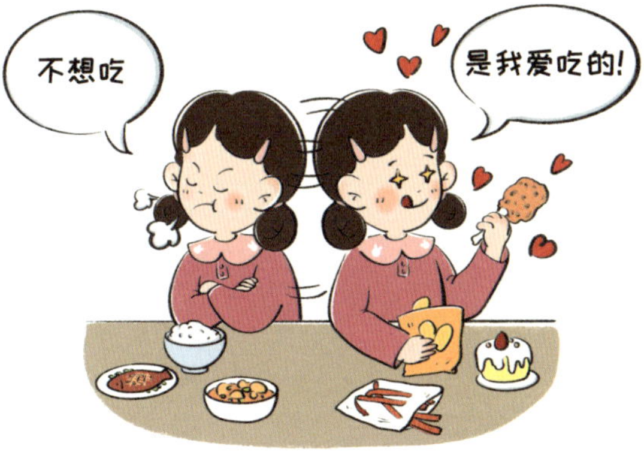

营养师亮亮有话说

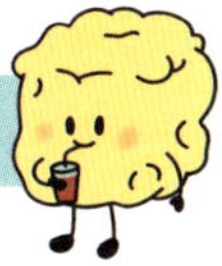

嘉欣的情况并非个例。有的爸爸、妈妈看到孩子越来越瘦，体重长不上去，非常担心，想尽一切办法帮助孩子调理脾胃，比如每天变着花样地准备各种孩子喜欢吃的食物，煲各种调理脾胃的汤，或尝

试推拿按摩进行调理，但孩子还是吃得很少，父母心疼孩子，殊不知孩子有可能已经陷入了营养不良的境地。嘉欣的行为就是非常典型的 PEM 的表现，由于营养不足，她的胃蛋白酶分泌少，随即导致进食欲望降低，消化吸收也不好，进而影响了她的饮食习惯和体重增长情况。营养不良的孩子生长发育比同龄人慢，长得瘦小，这说明她的日常摄入不足以为骨骼、肌肉、器官等提供发育的营养。学龄期瘦小的孩子在学校里很常见的表现就是注意力不集中、学习能力较弱。这是因为营养不良导致大脑的整体发育比较缓慢，孩子的理解能力、记忆能力都会受到影响，学习新知识就不那么容易。在摄入能量不足的情况下，孩子很难在 45 分钟的课堂上持续集中精力，可能上半堂课表现良好，下半堂课血糖下降后，大脑供氧受到影响，身体被迫进入“省电模式”。这时候，孩子就容易在教室里发呆，或是啃手指、玩铅笔橡皮，做一些能量消耗较少的事。这些小动作并不是孩子调皮的表现，而是营养不良导致的。

营养师亮亮的小建议

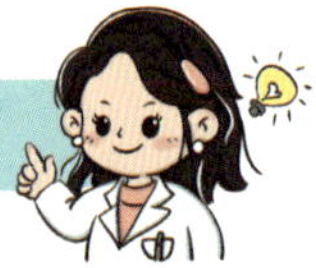

对正在生长发育的儿童来说，每日摄入足量的营养是必需的。如果家里有正在上学的孩子，家长一定要重视早餐。经过一夜的休息，孩子正处在空腹状态，又马上要开始一整天的学习和活动，早餐吃得好不好直接关系到孩子在上午的学习中能否精力充沛、注意力集中。吃好早餐，为孩子的学习奠定物质基础。

前文已经提到，能量和蛋白质是不可或缺的宏量营养素，因此我建议早餐中一定要有主食，如面包、馒头、面条，这些属于易消化的碳水化合物，可以为孩子提供能量。此外，优质蛋白质可以帮助孩子的大脑发育，鸡蛋、虾仁、牛肉等蛋白质含量高的食物是不错的选择。最好还能有一杯牛奶或酸奶，帮助孩子补充钙质。

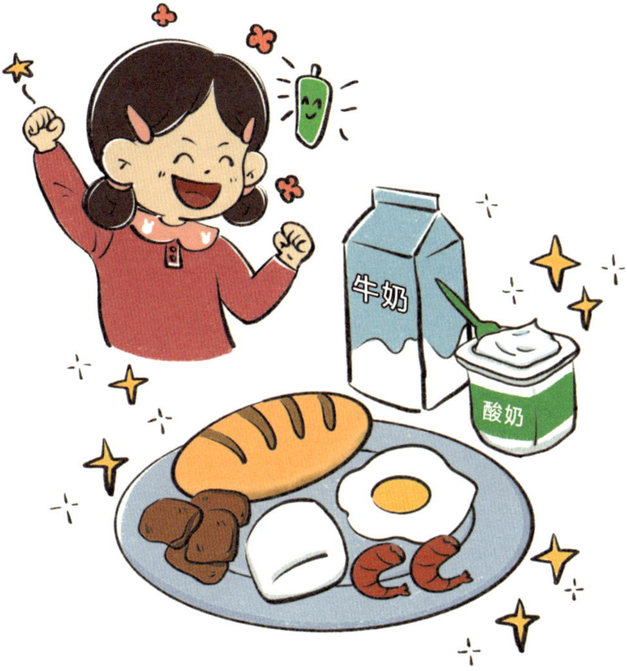

如果孩子的午餐是在学校吃，那么晚餐可以给孩子补充学校中不常获取的营养。家长可以事先问一问孩子在学校吃了什么，例如学校的午餐不常提供鱼肉，那么家里的晚餐就选择富含 DHA 的鱼肉及海产品，为孩子补齐营养短板，提升孩子的专注力、认知能力和反应能力。

营养食谱 3

益智三文鱼鸡蛋饼

食材

- 三文鱼 80g，鸡蛋 1 个，胡萝卜 1/3 根，西蓝花 3 朵

配料

- 清水 100g，低筋面粉 75g，盐少许，姜，植物油

做法步骤

①三文鱼洗净用姜片腌制去腥。

②胡萝卜、西蓝花洗净焯水后捞出剁碎。

③腌制好的三文鱼切碎，加入切好的西蓝花、胡萝卜。

④打入 1 个鸡蛋，加入 75g 低筋面粉、100g 清水、盐，搅拌均匀。

⑤热锅烧油，加入鸡蛋糊，摊成圆饼状，煎至两面金黄。

⑥出锅后切块，淋上喜欢的酱汁即可。

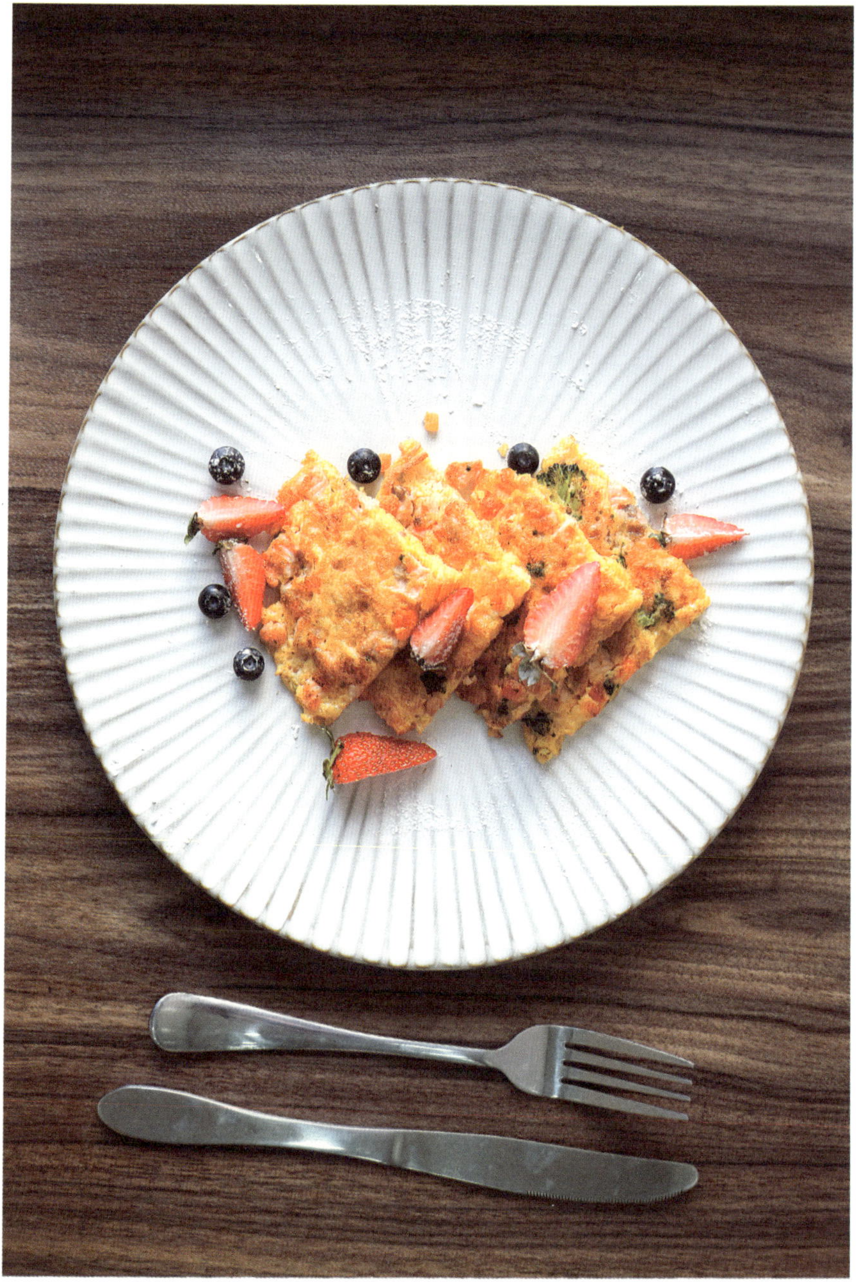

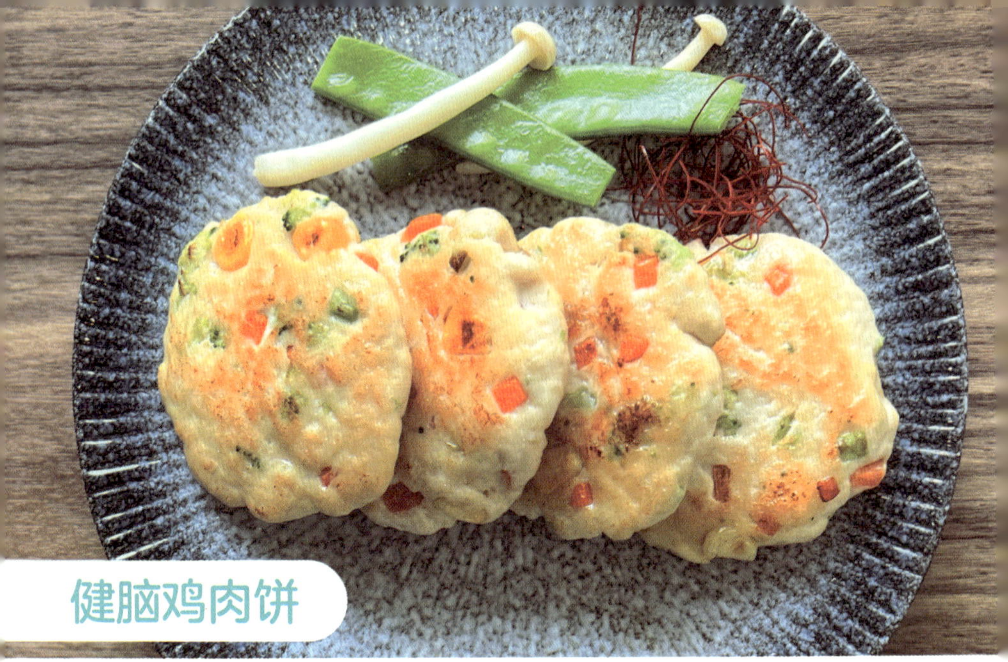

健脑鸡肉饼

食材

- 鸡胸肉 200g，玉米粒 1/2 根，胡萝卜 1/3 段，西蓝花 3 朵

配料

- 料酒 1 勺，生抽 2 勺，蚝油 1 勺，老抽 0.5 勺，淀粉 3 勺，黑胡椒、盐适量

做法步骤

① 鸡胸肉剁成泥，玉米剥粒，胡萝卜、西蓝花洗净剁碎。

② 加入料酒 1 勺，生抽 2 勺，蚝油 1 勺，老抽 0.5 勺，淀粉 3 勺，黑胡椒、盐适量，搅拌均匀。

③ 将食材捏成饼状。

④ 在不粘锅中喷点油，小火煎至底面鸡肉变色，用筷子翻面，继续煎五六分钟即可（小提示：可以提前一天腌制鸡胸肉，早起只要五分钟煎一下就可以食用了。）

营养师亮亮想要说

鸡肉蛋白质含量较高，容易被人体吸收利用，具有抗氧化作用，对增强体力、提升孩子免疫力、改善心脑功能、促进儿童智力发育有较好作用。搭配胡萝卜、西蓝花，营养更丰富，对挑食宝宝也比较友好。

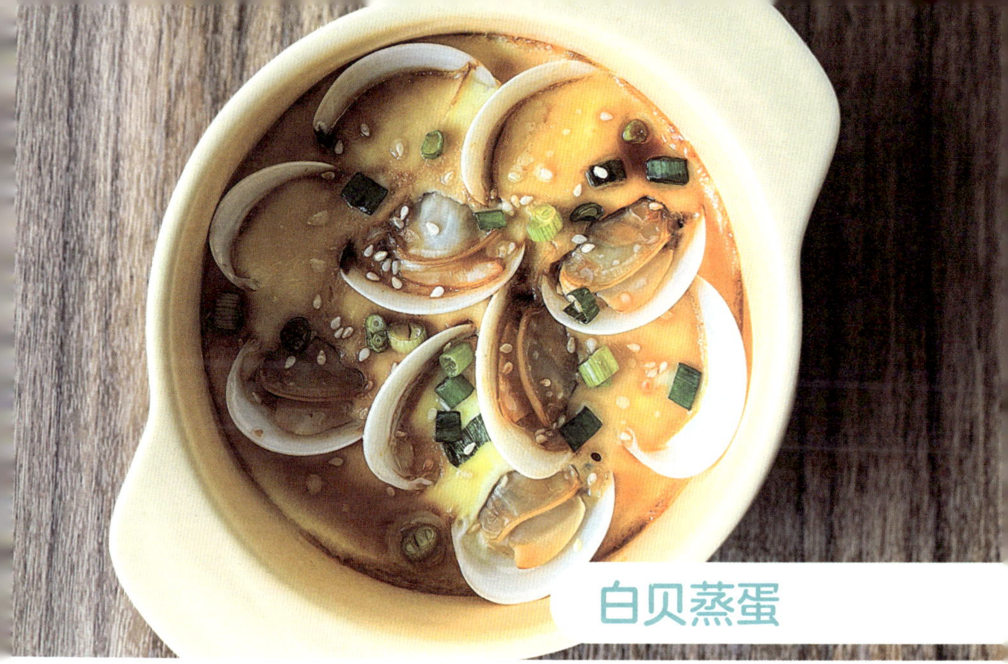

白贝蒸蛋

食材

- 白贝 16 个，鸡蛋 3 个

配料

- 盐，姜，葱，料酒，芝麻油，酱油

做法步骤

① 白贝加适量油、盐吐沙 30 分钟，吐净泥沙，刷洗干净。

② 白贝冷水下锅，放葱、姜、料酒去腥，煮至白贝全部开口后立马捞出，摆盘备用。

③ 碗中打入 3 个鸡蛋，加入少许盐，再加入比蛋液多 1.5 倍的水充分搅拌均匀，并将蛋液上面的浮沫撇去。

④ 将蛋液淋在白贝上，用保鲜膜包裹，等锅中水烧开后，转小火，放入盘子，盖上锅盖蒸 15 分钟，最后撒上葱花，淋上芝麻油、酱油即可。

营养师亮亮想要说

白贝蒸蛋是一道营养丰富的菜肴，对孩子有诸多益处。白贝肉质鲜美，被称为“天下第一鲜”，它富含蛋白质、钙、锌等，有助于孩子的骨骼发育，还可增强孩子的免疫力。而鸡蛋中的营养成分能促进孩子的大脑活动，增强记忆力。

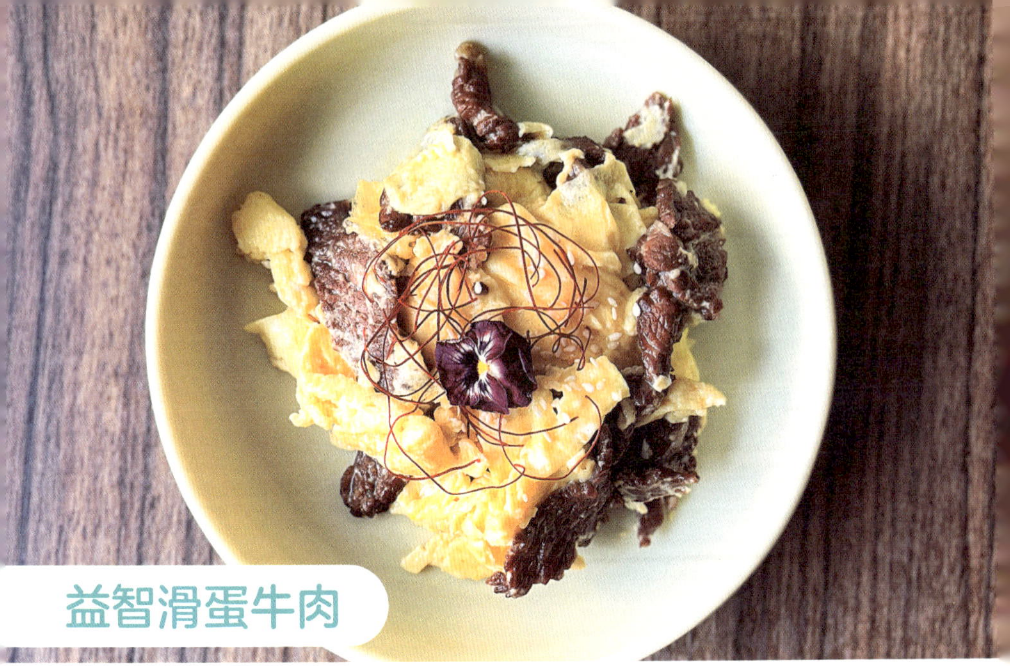

益智滑蛋牛肉

食材

- 鸡蛋 3 个，牛肉 100g

配料

- 葱花少许，淀粉水（1 勺生粉 +2 勺水），生抽 1 勺，蚝油 1 勺，白砂糖 1 勺，淀粉 1 勺，花生油、盐、胡椒粉适量

做法步骤

① 鸡蛋打入碗中，加少许盐、胡椒粉，再加 2 勺淀粉水搅拌备用。
② 牛肉按横纹切片，加入生抽 1 勺、蚝油 1 勺、白砂糖 1 勺、淀粉 1 勺，抓拌均匀。
③ 牛肉中加花生油 1 勺锁住水分，抓拌均匀腌制 15 分钟。
④ 热锅烧油，大火把牛肉炒至 8 分熟（牛肉变色但略带一点血色），盛出备用。
⑤ 另起锅，热油下蛋液，快速把牛肉倒进去，关火，利用锅里余热把鸡蛋液炒熟，撒上葱花即可出锅（小提示：记住油温要高才能下牛肉，大火爆炒，变色即可，不然就咬不动了）。

营养师亮亮想要说

牛肉中各种营养素含量丰富，是人体蛋白质、矿物质和维生素的重要来源之一，牛肉富含蛋白质，其氨基酸组成与人体更加接近，经常摄入能够提高机体免疫力和抗病能力，强健骨骼。其在生长发育、改善贫血、修复组织等方面有不错的功效。鸡蛋是我们身边的全能营养师，鸡蛋黄中含有甘油三酯、胆固醇和卵黄素等，对神经系统和身体发育有重要作用。卵磷脂被人体消化后可释放出胆碱，能促进大脑发育，改善记忆力。

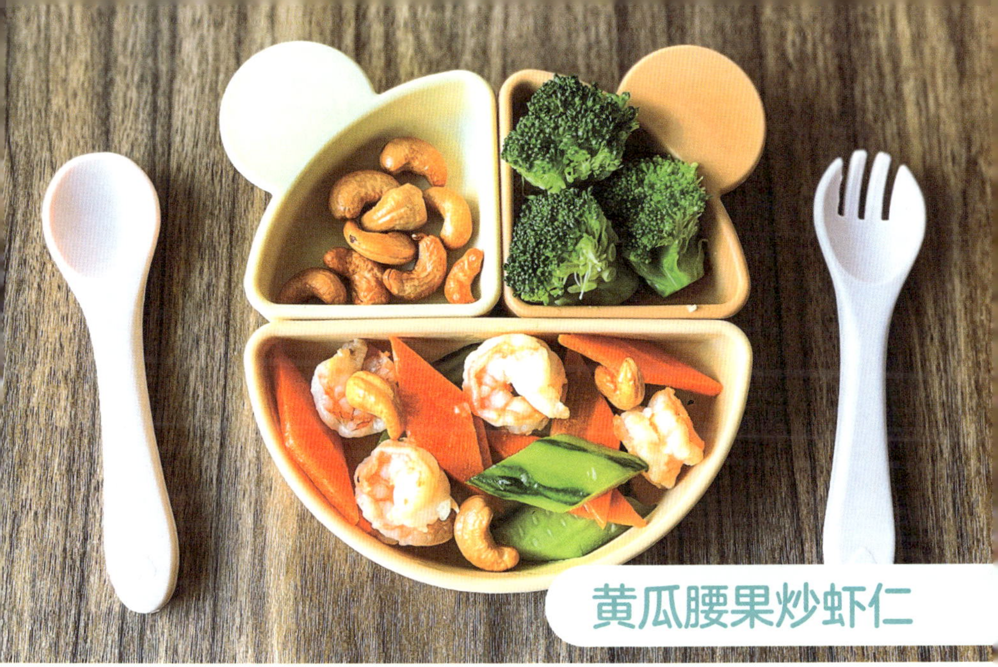

黄瓜腰果炒虾仁

食材

- 黄瓜 1/2 根，胡萝卜 1/3 根，腰果 30g，鲜虾仁 100g

配料

- 食盐，胡椒粉，水淀粉，植物油，蒜

做法步骤

① 黄瓜、胡萝卜按照自己的喜好切小块，鲜虾仁加少许盐和适量胡椒粉腌制一会，剥好蒜粒备用。

② 锅中加水，水烧开后，放入 1 勺食盐和适量植物油，把黄瓜和胡萝卜放进去，焯水 1 分钟，捞出过凉水备用。

③ 锅中继续放入腌制好的虾仁，焯至变色即刻捞出。

④ 热锅冷油，放入腰果炒至表面金黄盛出备用。

⑤ 热锅烧油，下蒜粒煸炒，倒入黄瓜、胡萝卜、虾仁，加适量食盐翻炒均匀，再淋上淀粉水勾芡，最后放入炒好的腰果一起翻炒均匀即可出锅。

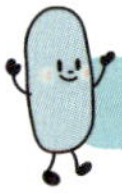

营养师亮亮想要说

腰果含有不饱和脂肪酸、优质蛋白和构成脑神经细胞的营养物质，食用腰果有助于宝宝补充优质蛋白，有助于促进宝宝的脑部发育和神经系统的发育。腰果含有丰富的维生素 A、维生素 B_1、维生素 B_2 和锰、锌、镁、硒等物质，宝宝食用腰果，有助于宝宝的视力发育。虾仁蛋白质丰富，还有胡萝卜、黄瓜这些维生素和矿物质丰富的食物，搭配食用可以更好地满足宝宝的营养需求，对宝宝脑力发育、视力发育、专注能力、反应能力和认知能力等方面都有帮助。

鲈鱼蒸滑蛋羹

食材

- 鲈鱼 1 小条，鸡蛋 2 个

配料

- 姜片、葱段适量，芝麻油，植物油，淀粉

做法步骤

① 鲈鱼洗净去骨片切成鱼片，记得摸一摸有没有残留的鱼刺。

② 鲈鱼片加入姜片、葱段、少许淀粉抓拌均匀，加入少许植物油抓匀腌制 10 分钟备用。

③ 碗中打入 2 个鸡蛋，加入少许盐，再加入比蛋液多 1.5 倍的水充分搅拌均匀，并将蛋液上面的浮沫撇去。

④ 蒸锅加水烧开，水开后放入蛋液蒸 8 分钟，再放入鲈鱼蒸 5 分钟。

⑤ 出锅前撒上葱花，淋上芝麻油、酱油即可。

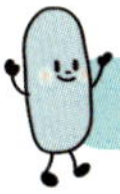

营养师亮亮想要说

鲈鱼属于高蛋白、低脂肪鱼类，还含有丰富的钙、铁，锌，钾、磷等矿物质和不饱和脂肪酸。适量食用有利于心脑血管健康，可改善食欲，为身体补充多种营养。鲈鱼肉质鲜嫩易消化，营养价值较高，有利于孩子的骨骼、大脑、视力发育。建议每周给孩子安排 2 次鱼类。鱼肉与鸡蛋组合，满满的优质蛋白，也易于消化吸收。

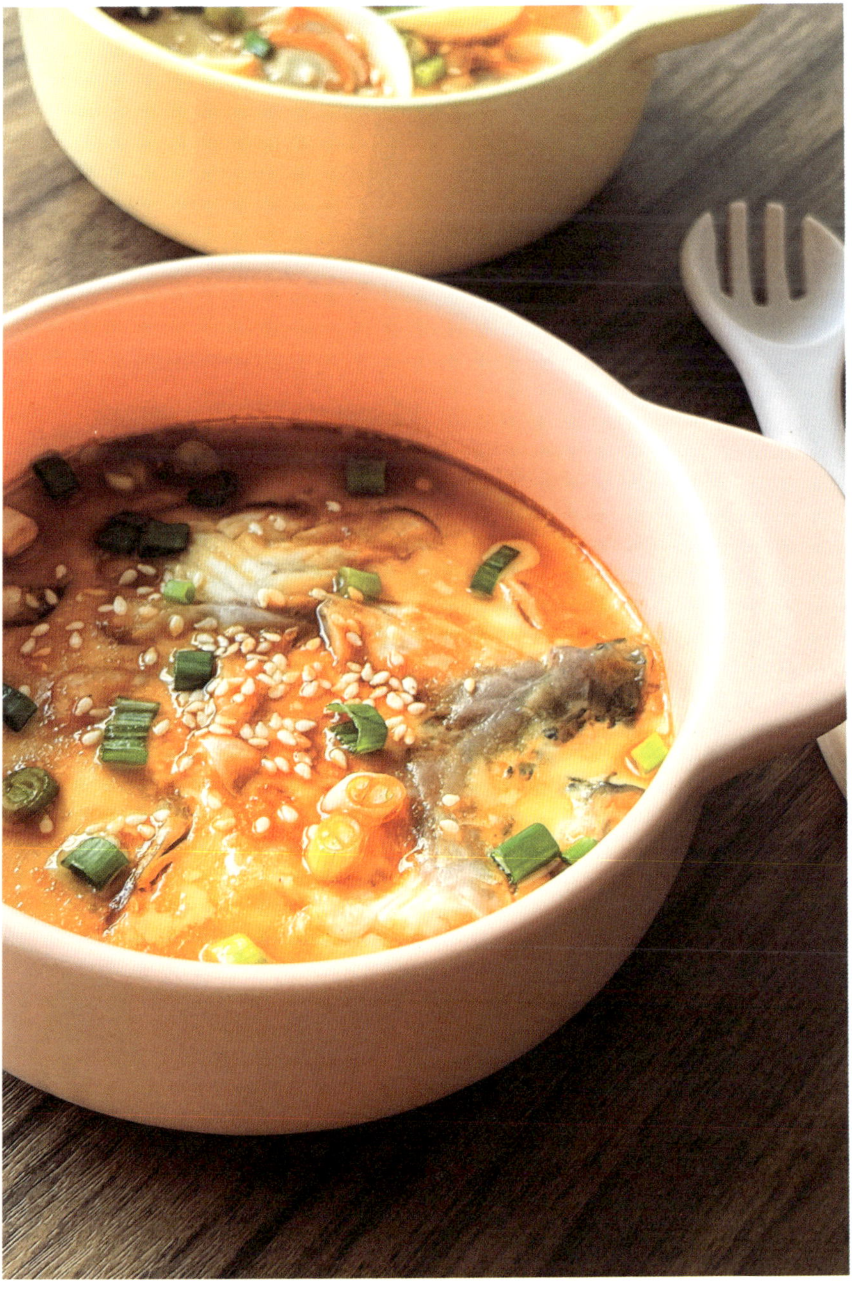

骨骼强化食谱：优质蛋白的作用

情景展示

不爱运动的梓豪

作为学龄儿童，梓豪的体型一直偏瘦小，细胳膊细腿的，也不爱运动，整个人总是蔫蔫的，没什么活力。梓豪妈妈听说邻居家的孩子加入了学校足球队，每天放学后踢一会儿足球，回家便能胃口大开。于是，妈妈也让梓豪加入了足球队，可她很快注意到，梓豪对运动全无热情，而且每次踢完球都会感到异常疲惫，手脚都抬不起来了，而运动也没能改善梓豪的胃口，即使运动消耗大，梓豪的胃口仍然小得可怜，眼看着吃的赶不上消耗的，更加消瘦了。梓豪妈妈发愁，孩子的胃口太差了，怎么样才能让他的胃口好起来呢？

营养师亮亮有话说

适量的运动可以促进孩子生长发育，锻炼身体协调能力，对心理健康和社交能力都有益处。很多家长认为多运动可以让孩子食欲增长，因为运动消耗变大，孩子饿了，自然会多吃、多吸收，也就能长高、变壮了。然而这里存在一个常见误区，不是所有孩子都适合运动。有的孩子外表瘦小，又表现出不爱运动或运动一小会儿就十分疲惫的样子，这有可能是 PEM 的表现。

运动需要消耗能量，但对能量摄入不足的孩子来说，就像一部手机电量不足时触发了省电模式，有些特别耗电的程序就运行不了，运动消耗的能量孩子无法负担，自然会抗拒运动或者容易疲劳了。

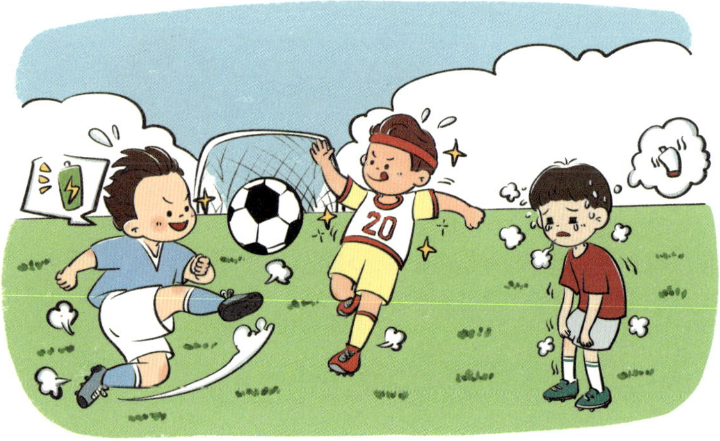

蛋白质是身体的“建筑师”与“修复师”，是构建肌肉、皮肤、内脏、头发、指甲和牙齿等身体组织的关键成分。学龄期的孩子处于生长发育的高峰期，对蛋白质的需求尤为旺盛，如果体内缺少蛋白质，会导致孩子缺乏肌蛋白，进而肌肉量不足，影响其运动能力。案例中的梓豪未必不喜欢运动，只是因为 PEM 导致肌肉量偏低，因此运动能力较差。如果能补充足够的能量和蛋白质，肌肉发育好了，运动能力提升，他在运动上得到的正反馈会越来越多，最后可能会爱上运动。归根究底，孩子的运动困境是 PEM 导致的。

人体内的蛋白质种类繁多，但它们的合成都离不开 20 种（婴幼儿则为 21 种）基本氨基酸。这些氨基酸中，有些是人体无法自行合成的，必须通过食物来摄取。如果氨基酸摄入不足，体内的蛋白质合成受阻，将会影响孩子的生长发育。

营养师亮亮的小建议

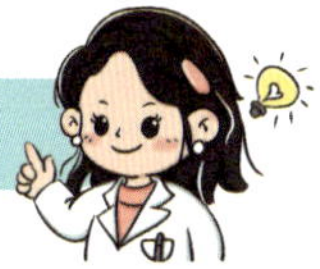

通常情况下，营养跟上了，孩子的运动能力和运动意愿也会相应提升。很多家长想通过让孩子多运动的方式，促进消耗，让孩子胃口变好、吃得更多，这其实是一种认知误区。有 PEM 症状的孩子，如果不是先帮助孩子从长期角度提升营养，培养孩子的好胃口和好的饮食习惯，而是先加强运动，可能会过分消耗能量和肌肉纤维，导致肌肉流失，让孩子的 PEM 症状更为严重。

我更建议家长先尝试培养孩子对运动的兴趣，比如多与孩子一起观看有趣的运动比赛，了解体育精神，让孩子接触一些新奇好玩的运动，如滑雪、冰壶、球赛等，激发孩子的运动兴趣。同时加强孩子的营养摄入，纠正 PEM。营养跟上了，肌肉发育变好了，孩子的精力也就更旺盛了，这时可以让孩子参与一些运动，让他们在运动中得到更多的正向反馈，逐渐爱上运动。

运动对人体来说是一种消耗，当孩子参与运动时，家长在运动前后要给孩子补充适当的蛋白质，例如提前准备一个鸡蛋三明治或小汉堡，配上牛奶或酸奶，又或者一包坚果，让孩子能及时补充蛋白质和能量。

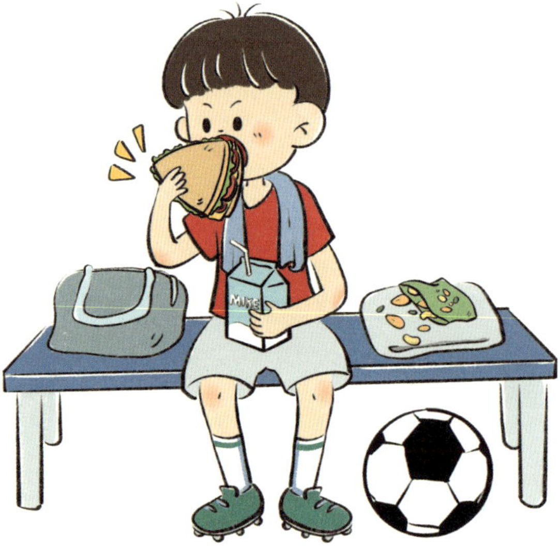

营养食谱 4

美味法式吐司

食材

- 吐司 2 片，鸡蛋 2 个，牛奶 100g，应季水果适量

配料

- 黄油 1 小块，白砂糖 5g

做法步骤

① 2 个鸡蛋打散，倒入牛奶，加入 5g 白砂糖搅拌均匀备用。

② 吐司叠在一起，切成三角形，吐司两面浸泡蛋液至完全吸饱蛋液。

③ 平底锅放一小块黄油，放入吐司，中小火煎至两面金黄，再把三角形边缘煎上色即可。

④ 装盘，按自己爱好搭配摆盘即可。

营养师亮亮想要说

牛奶是高蛋白质、高钙食品，含有人体必需的所有氨基酸，且消化率高达 90% 以上，牛奶中的酪蛋白有利于增强肌肉力量，里面的钙元素可以强化骨骼，并且有促进其他物质中钙质吸收的作用，为儿童的生长发育提供不可或缺的营养。小麦粉当中富含蛋白质、膳食纤维、维生素 B、维生素 E 和矿物质，还富含类黄酮、叶黄素、玉米黄质等，这些都是对健康非常有益的成分，小麦粉制作的吐司搭配一些水果，这份食谱维生素满满。

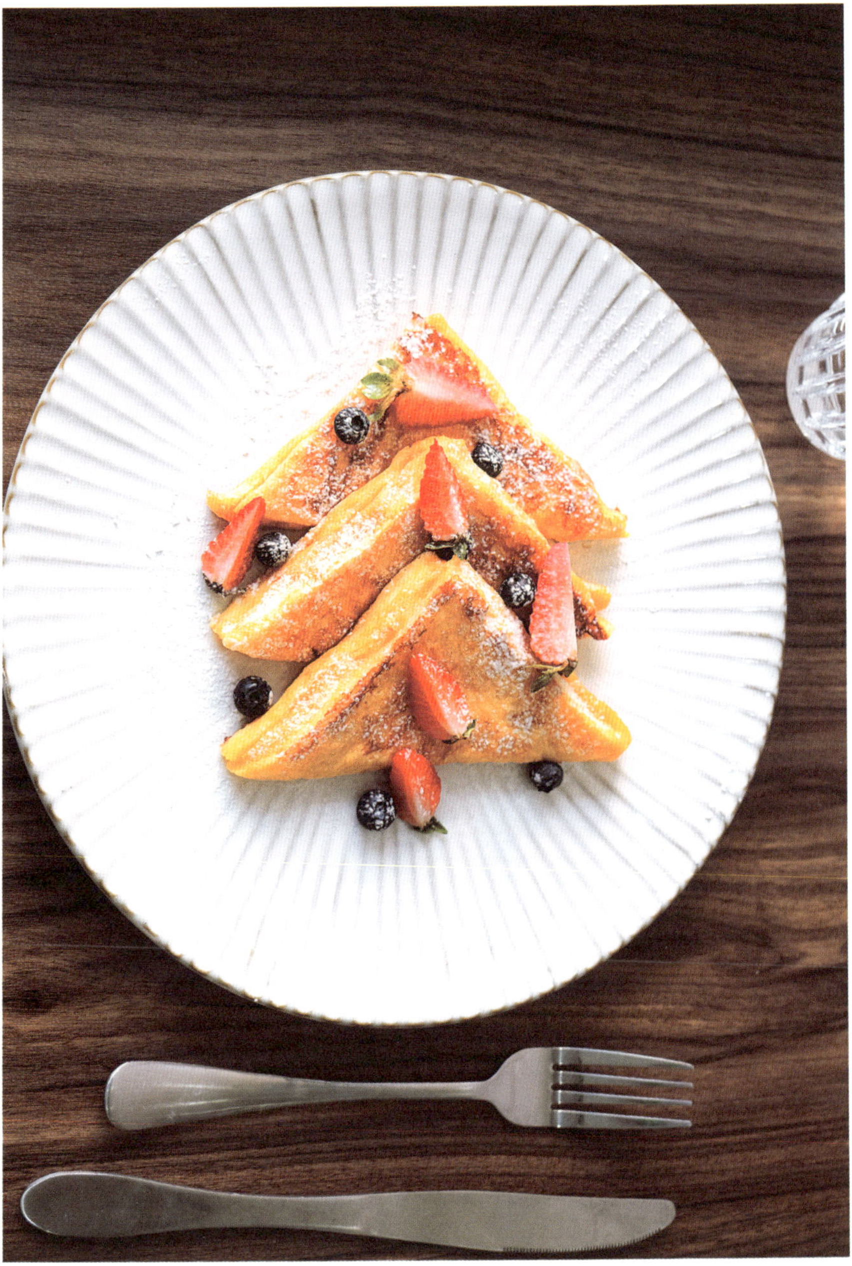

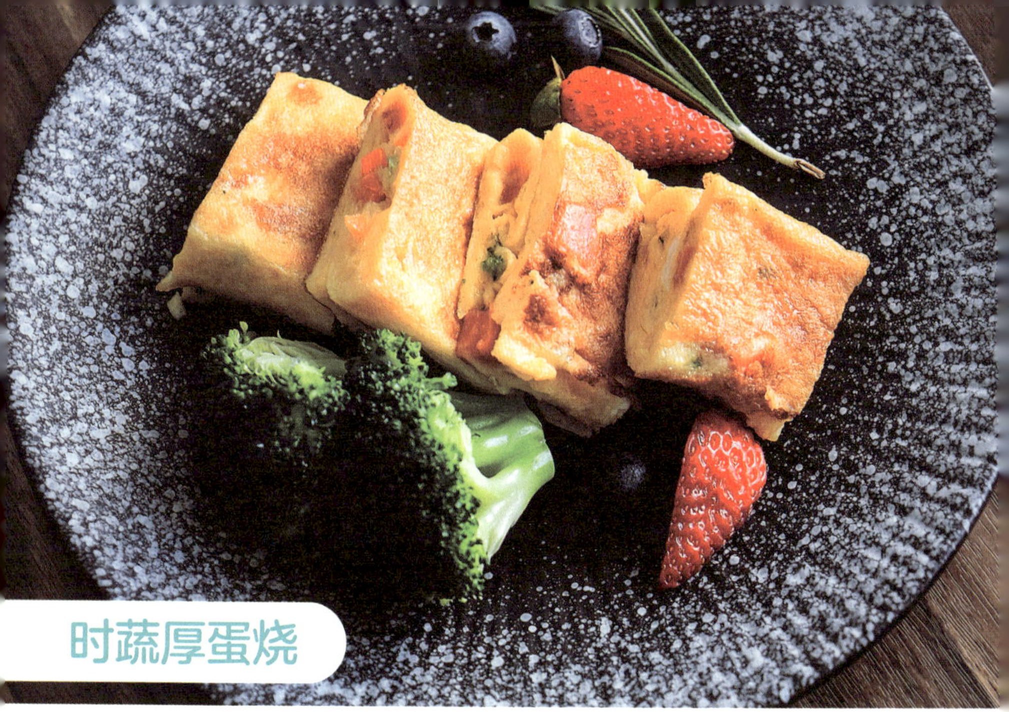

时蔬厚蛋烧

食材

- 鸡蛋 3 个，胡萝卜 1/3 根，西蓝花 3 朵，午餐肉适量

配料

- 盐适量，植物油

做法步骤

① 胡萝卜、西蓝花洗净，胡萝卜切丁，西蓝花切碎，午餐肉切丁备用。
② 碗中打入 3 个鸡蛋，加入适量的盐搅匀，放入胡萝卜丁、西蓝花碎、午餐肉丁搅拌均匀。
③ 热锅烧油后转小火，倒入一半蛋液，煎至半凝固状态时从一边卷起来。
④ 同样方法倒入剩下蛋液，小火煎至熟透。
⑤ 将卷好的蛋卷拿出切块即可，还可以蘸上自己喜欢的酱汁。

营养师亮亮想要说

鸡蛋含有很多人体必需的营养物质，如蛋白质、脂肪、卵黄素、卵磷脂、维生素、铁、钙、钾等，被人们称作“理想的营养库”。鸡蛋富含优质蛋白质，其氨基酸比例与人体十分接近，利用率高达98%，可以帮助我们增强体质，增加肌肉和维持身体机能，对人体发育有重要作用。鸡蛋中还含有丰富的维生素 A、维生素 B、维生素 D 和维生素 E，这些维生素可以促进身体健康、增强免疫力和保护身体器官。搭配一些蔬菜，营养更均衡。

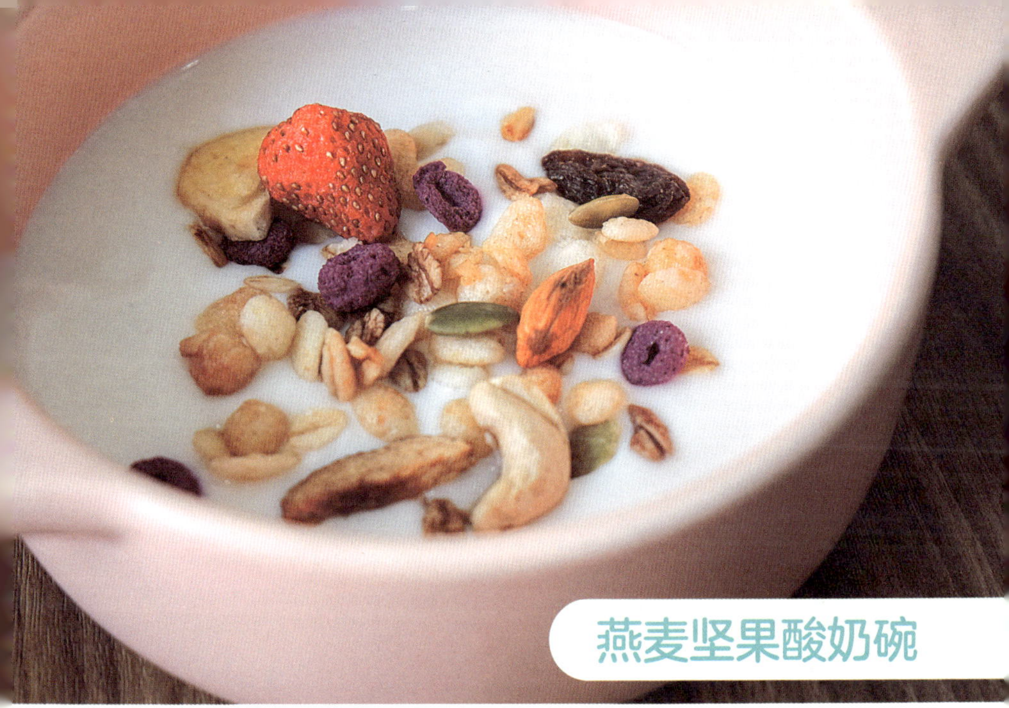

燕麦坚果酸奶碗

食材

- 坚果 30g，酸奶 1 瓶，燕麦 30g

做法步骤

- 碗中加入燕麦，倒入一瓶酸奶，在上面铺上坚果即可。

营养师亮亮想要说

酸奶富含钙质，有助于骨骼强壮，可促进孩子骨骼发育，并且酸奶中的蛋白质也很不错，可以增强免疫力，搭配富含不饱和脂肪酸的坚果，可以促进孩子大脑发育。添加的燕麦含有丰富的蛋白质、碳水化合物、纤维素、脂肪和多种矿物质，如钙、磷、铁、锌等。3 种食物相互搭配，营养价值更高，很适合加餐或运动后补充能量。

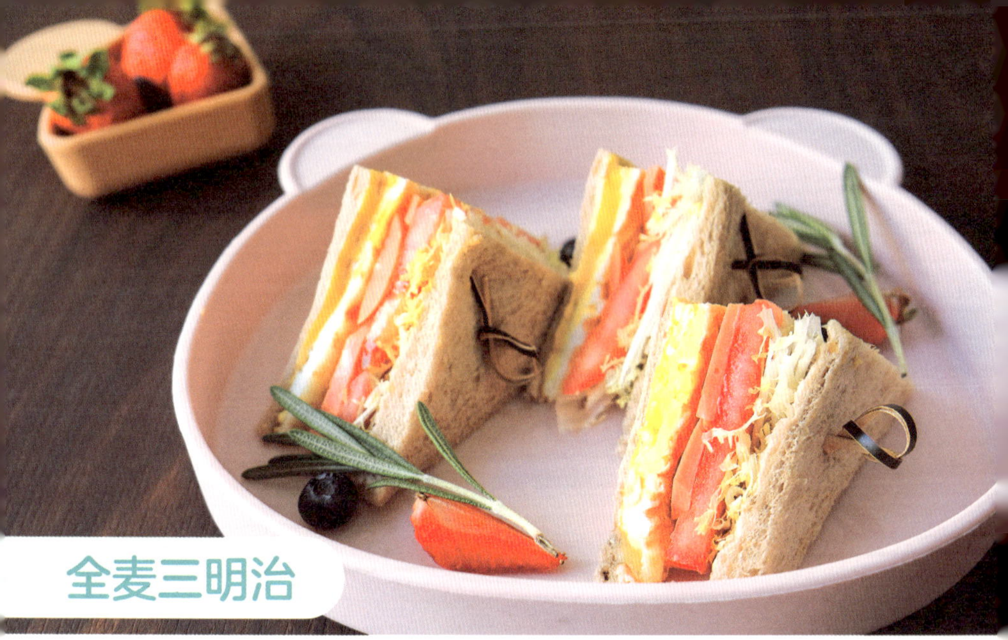

全麦三明治

食材

- 全麦吐司 3 片，鸡蛋 1 个，火腿片 2 片，生菜 2 片，番茄 2 片，黄瓜适量，芝士片 2 片

配料

- 低脂蛋黄酱或沙拉酱（可选可不选）

做法步骤

① 吐司去边备用。

② 热锅烧油，煎一个鸡蛋盛出，再把火腿煎一煎备用。

③ 提前准备好生菜、番茄各 2 片，黄瓜适量备用。

④ 吐司抹低脂酱，放入 1 片生菜、2 片番茄，再放入鸡蛋，再放上 1 片全麦吐司，抹酱，放入 2 片火腿片、2 片芝士片和适量黄瓜片，再放入 1 片生菜，最后盖上全麦吐司。

⑤ 用牙签固定，切成 4 小份即可。

营养师亮亮想要说

这份简单的三明治里包含了满满的营养。全麦吐司主要提供碳水化合物、蛋白质，以及少量的维生素和矿物质，满足人体能量需求。鸡蛋、芝士片、火腿片蛋白质丰富且富含钙质，搭配蔬菜，食物种类多样，营养更均衡。这份全麦三明治很适合小朋友早餐食用，一份简单的三明治包含了早餐需要的多种营养物质。

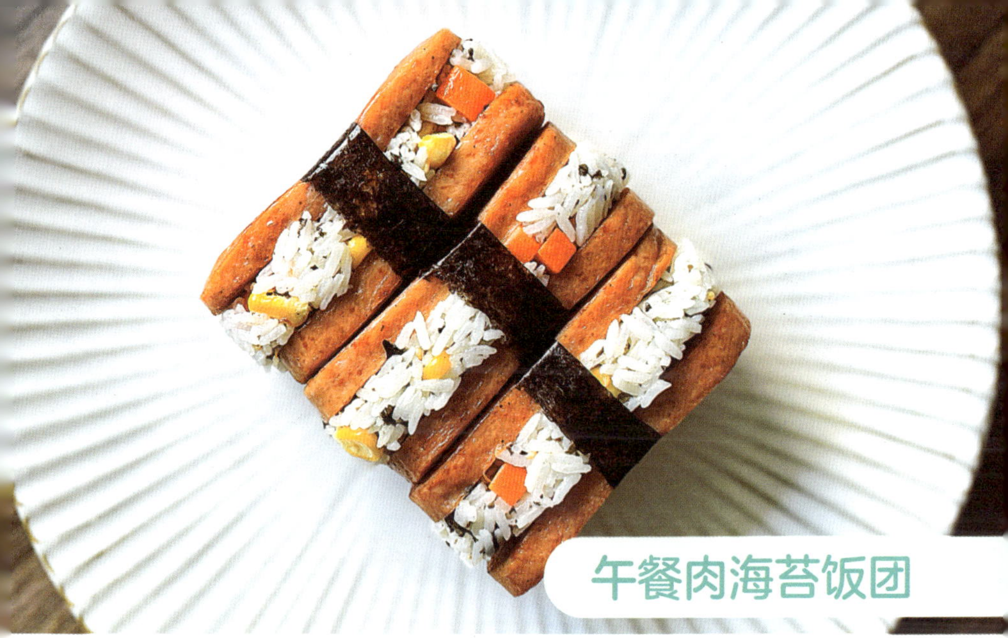

午餐肉海苔饭团

食材

- 午餐肉 1 罐头，胡萝卜 1/3 根，玉米粒 50g，白米饭 100g，海苔片 2 小包

配料

- 沙拉酱，海苔碎适量，植物油，食盐

做法步骤

① 胡萝卜洗净切碎后用少许植物油炒软备用。

② 玉米粒焯水备用。

③ 热锅烧油，午餐肉切成 1cm 厚的片，把全部午餐肉煎至两面金黄备用。

④ 碗中放入胡萝卜碎、玉米粒、海苔碎、米饭、少许沙拉酱，加食盐适量，抓拌均匀。

⑤ 午餐肉盒子不要丢，盒子里铺上保鲜膜，放入煎好的午餐肉，加入饭团，再放入一片午餐肉，保鲜膜包起来压紧。

⑥ 固定成形后包上海苔片即可。

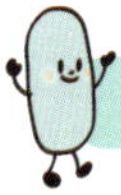

营养师亮亮想要说

午餐肉是一种营养比较丰富的食品，每 100g 午餐肉中通常含有 14g 蛋白质、14g 的脂肪酸。海苔浓缩了紫菜当中的 B 族维生素，特别是核黄素和烟酸的含量十分丰富，还含有维生素 A 和维生素 E，以及少量的维生素 C。海苔中含有 15% 左右的矿物质，有维持正常生理功能所必需的钾、钙、镁、磷、铁、锌、铜、锰等，其中含硒和碘尤其丰富，这些矿物质可以帮助人体维持机体的酸碱平衡，有利于儿童的生长发育。搭配蔬菜，营养更全面，很适合作为孩子的加餐。

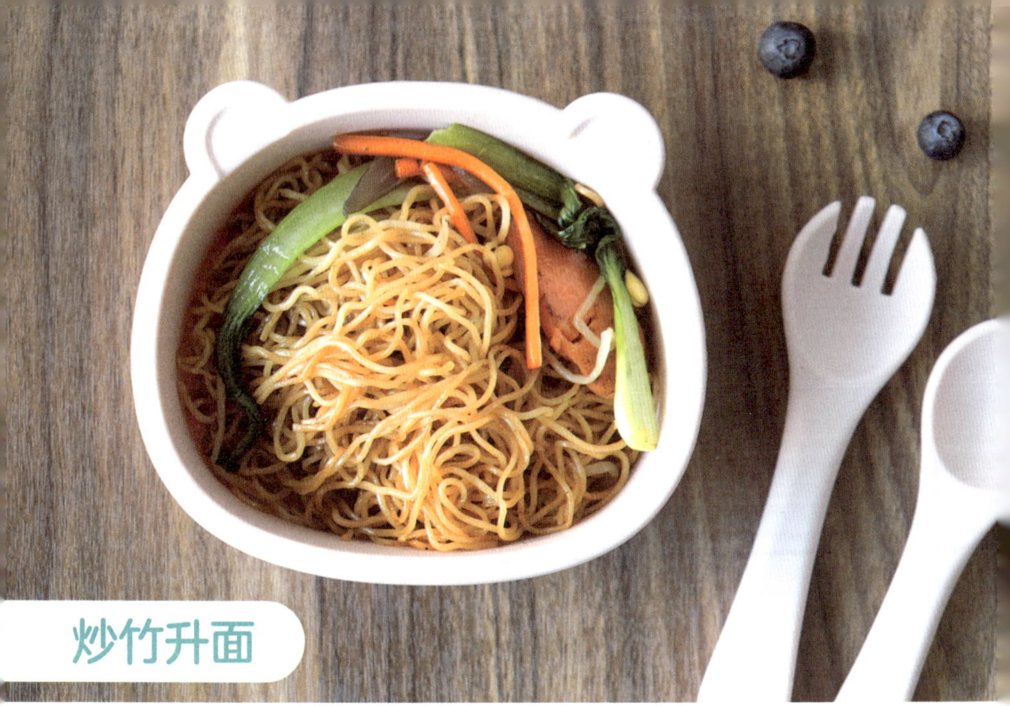

炒竹升面

食材

- 竹升面，鸡蛋 1 个，红肠 0.5 根，洋葱 1/4 个，青菜 2 棵，豆芽 20g

配料

- 鸡精、盐少许，生抽 2 勺

做法步骤

① 锅中水烧开，竹升面煮软捞出过冷水备用。

② 热锅烧油，下鸡蛋翻炒，加洋葱丝、青菜、豆芽、红肠翻炒，撒上少许鸡精翻炒均匀。

③ 加入竹升面翻炒，放少许盐，加 2 勺生抽翻炒均匀即可出锅。

营养师亮亮想要说

这款炒竹升面是很多小朋友的最爱，做起来简单，还很有营养，搭配鸡蛋、红肠，蛋白质满满。这份食谱包含碳水化合物、蛋白质、膳食纤维、维生素，营养又健康。

10 青春期（13~18 岁）：生长冲刺与性发育关键期

青春期是孩子从儿童向成年人过渡的关键时期，我们除了要关注孩子的身高发育，最重要的是重视孩子第二性征的发育。第二性征的发育仅发生在青春期，也就是说如果没能好好把握这个黄金发育期，给孩子足够的营养支撑，很可能会影响孩子的一生。在这一时期，家长要关注女孩子乳腺、子宫、卵巢的发育，关注男孩子阴茎、睾丸的发育，这些都是孩子健康发育不可缺失的重要方面。

营养储备策略：应对身高突增期的能量缺口

根据《中国儿童青少年身高发育现状及影响因素研究报告》显示，男孩青春期身高突增大多出现在 11~14 岁，很多家长会突然发现自己的孩子“蹿”高了不少，简直一天一个样儿。男孩子 11~14 岁时，生长速度达到顶峰。平均每个男孩能在青春期增高 28~30 厘米呢！

女孩的“蹿高”期在9~12岁，特别是月经初潮前的1~2年，生长速度会达到高峰。女孩月经初潮大多发生在12岁左右，然后进入青春期衰退期，身高增长就逐渐变缓。在9~12岁这四年里，孩子理论上能长25厘米左右。大部分男孩在遗精、女孩在初次月经出现后只能再长3~5厘米。

由此可见，青春期是奠定孩子身高的重要时期，也是营养干预的最后一个窗口期。有的家长认为瘦小的孩子发育时间较晚，就忽略了孩子青春期身高情况不理想的问题。其实，青春期营养不良的危害是很严重的，如果是营养不良导致的瘦弱、发育缓慢，孩子的激素水平会一直维持在较低水平，甚至出现发育停滞的情况。也就是说，家长如果被动等待孩子自主生长，有可能等来的是孩子身高发育不达标的结局。因此，在青春期这段时间内，家长一定要为孩子提供发育所需的大量能量和蛋白质，以及众多帮助生长的有益营养素，如果没有日常饮食的积累，孩子面对“发育关”所储备的“弹药”就不足，又怎么能打一个漂亮的“翻身仗”呢？

青春期的营养调节

男孩第二性征发育

除了身高，青春期的男孩还有一个显著变化，那就是他们的性器官开始发育了。11 岁左右，男孩的睾丸会逐渐增大，这是男性生殖系统发育的开始。随着发育，睾丸会分泌更多睾酮等性激素，这些激素就像神奇的催化剂，让男孩的身体发生翻天覆地的变化。男生开始长胡子，喉结也越来越突出，声音变得低沉而富有磁性，他们的肌肉也开始变得发达，力量增大，像个真正的男子汉了。

然而，营养不良的孩子可能无法在青春期正常发育，出现发育迟缓、小睾丸、小阴茎等发育异常现象。例如有的孩子生长相对缓慢，同龄人已经进入变声期，而他依旧是尖细的声线。营养不良的瘦小男孩有一个显著特点：他们看起来面部轮廓柔和，喉结不明显，这是激素水平不足的表现。如果不加以干预，可能会影响他们成年后的男性外在特征。青春期的孩子正处在心理健康的敏感期，生理上的发育迟滞可能会为孩子带来困扰和自卑感。

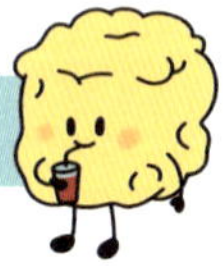

营养师亮亮有话说

PEM 是如何影响男性第二性征的呢？第二性征的发育其实是性激素影响下的表现。性激素的化学本质是蛋白质和脂肪这两种营养物质。所以，当孩子患有 PEM 时，性激素水平会相对低下，就容易导致第二性征发育不良。

青春期是 PEM 容易加重的一个阶段。因为进入青春期的男孩需要耗费更多的能量：第一，青春期男孩的新陈代谢非常旺盛；第二，青春期的孩子正处于中学阶段，学业压力相对较大，大脑消耗的能量多；第三，青春期男孩的体能消耗非常大。这三者相加能量消耗巨大，对于本身就摄入不足或吸收不良的青少年来说，这一时期自身需求与摄入之间的差距会越来越大，导致 PEM 症状持续加重。

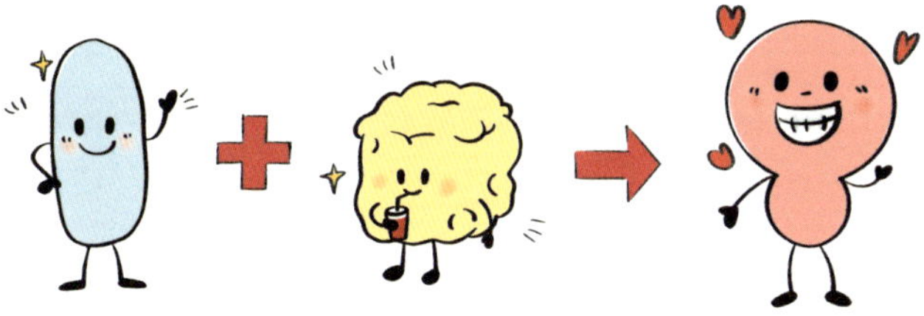

在青春期，无论是身高还是第二性征的发育，都是一个不可逆的过程，需要得到家长们的重视。很多时候家长可能忽略了孩子在这一时期对营养的需求是巨大的，还误以为是孩子发育晚，等到青春期都快结束了才发现孩子就是不长个，没有好好发育就错过了这个重要时期。所以我希望家长能及早了解、及早准备，在男孩 10 岁左右、女孩 9 岁左右就应该开始重视孩子的生长发育情况。这个时期，女孩的第二性征就要开始发育了，男孩的身高会出现迅速增长，第二性征出现发育迹象。如果孩子没有发育迹象，应及时关注，不能总觉得孩子是发育晚，耽误了孩子的发育黄金期。

有的家长很重视孩子的青春期，但重视的方式有一些偏差。比如有的家长会考虑生长激素，认为给孩子进行激素干预，就能帮助孩子快速长高、促进发育。其实这种方法是行不通的，对于经过医生诊断检测，确实存在病理性激素低下问题的孩子，可以人为进行激素干预。但若孩子是因营养摄入不良或吸收不好导致的矮小，即使使用生长激素也无济于事，甚至可能出现第二性征的发育迟缓。归根结底，我们还是要回归到补充营养这个根本问题上，才能让孩子无论在身高还是在第二性征方面都得以全面发展。

营养师亮亮的小建议

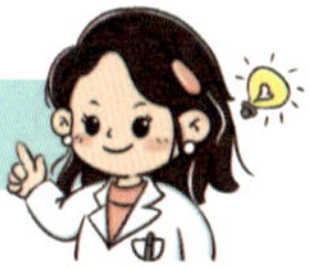

第一，要监测青春期长高情况。不论孩子是否住校，家长都应该按月观察孩子的身高，量化孩子的生长发育情况，从身高发育的速度来倒推孩子的营养是否充足。比如每个月测量一次孩子的身高、体重，将其记录在表格中。假如男孩在青春期的身高每年增长少于9cm，就表明孩子没有达到身高发育的正常水平。家长一定要重视这个问题，及时制订补充营养的计划。

第二，进入青春期的男孩的新陈代谢是非常旺盛的，要满足他们的高速发育，增加营养供应量是重要任务。正常情况下，青春期男孩的饭量十分可观，用“吃完就饿”这四个字来形容也不为过。家长除了要提供丰富的食物，更要重视孩子的蛋白质摄入量，给孩子补充足够的鸡蛋、肉类、海鲜、豆制品及乳制品。

第三，要注意总能量的摄入。青春期的孩子面临的学习压力较大，日常也要参与较多体育活动，其消耗量可能超过人生中任何一个阶段，因此整体能量的摄入一定要有保障，家长可以给孩子加餐，确保孩子的体重不要出现明显下降。

避免男孩子陷入青春期营养不良的发育困境，家长除了要注意保证足量的能量和蛋白质，也要注意给孩子适当补锌。锌在孩子的青春期扮演着不可或缺的角色，它是促进生殖器官发育和第二性征出现的必需元素，也能增强免疫系统的整体功能。如果人体内缺锌，还可能影响生长激素的作用。因此，牡蛎、动物内脏、瘦肉、豆类等富含锌的食物尤其值得加入孩子的日常食谱。

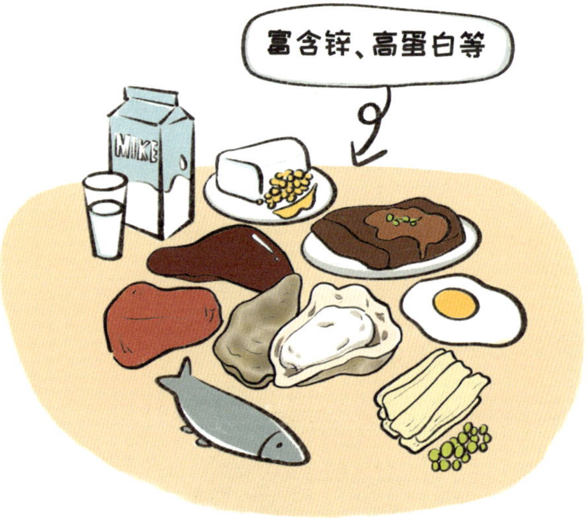

值得注意的是，每个孩子的发育节奏是不同的。有的稍早，有的稍晚，只要孩子的成长曲线处于正常区间，家长应当尊重孩子的个体差异，不要过度焦虑或攀比。搭配好孩子的日常饮食，让孩子养成健康的饮食习惯，储备充足的营养，当“爆发期”到来，孩子的生长发育就会游刃有余。在保证营养摄入的同时，家长可以鼓励孩子适量运动，促进骨骼和肌肉的发育，增强身体素质。

女孩第二性征发育

青春期对女孩来说是个特殊阶段，既有看得到的外在变化，即乳腺的发育，也有看不到的子宫和卵巢的发育。女孩的第二性征在青春期迅速发育并逐渐走向成熟，这时候对营养的需求会大大增加。而PEM 导致的体型瘦小的女孩，可能出现很多发育方面的问题，例如乳腺发育不明显、幼稚子宫（子宫发育不良），或出现月经初潮较晚、痛经、经期不规律等。因此，在这一阶段，家长不仅要关心孩子的身高增长、体重管理，还要关注营养是否充足，确保孩子第二性征的健康发育。

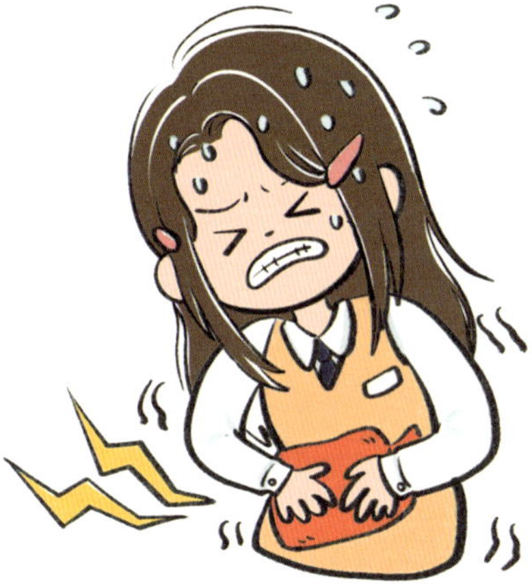

有些女孩为了追求苗条的身材，选择节食减肥，尤其是减少碳水化合物的摄入，但这样做并不明智。碳水化合物是我们身体的重要能

量来源，和蛋白质、脂肪一样，都是维持生命活动不可或缺的营养物质。它主要包括糖类和膳食纤维，糖类通过分解转化为葡萄糖，为身体细胞提供动力。换句话说，没有碳水化合物，我们的身体就无法正常运转。

对于正在发育的女孩来说，如果不吃主食，碳水化合物摄入量不足，就会导致能量缺乏。这样一来，身体为了获取能量，就会分解本应用于构建肌肉和骨骼的蛋白质，降低蛋白质的利用效率。长此以往，就有可能出现 PEM 症状，导致生长发育不良。

营养师亮亮有话说

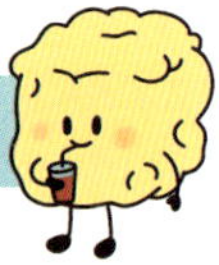

到了青春期，女孩子的卵巢开始发育、成熟，月经也随之而来。这时候，营养一定要跟上，特别是优质蛋白质、铁、维生素 C 和异黄酮这些关键营养素。如果缺了这些，可能会影响性激素的正常分泌，进而影响孩子的第二性征发育。性激素，如雌激素和孕激素，不仅能调控生殖系统的功能，还会影响乳房发育、月经周期和骨骼健康等多个方面。

有研究调查了 500 名青春期女生，发现有 15% 的孩子因营养不够，特别是缺乏上面提到的那些营养素，出现了乳房发育不良、月经不规律等问题。

对青春期的女孩来说，蛋白质尤其重要，它有两个作用，第一，蛋白质是合成性激素的前体物质，对性激素的分泌非常重要，性激素的正常分泌可以促进女孩的乳腺、卵巢、子宫正常发育，让孩子拥有更健康的体态。第二，蛋白质是女孩月经初潮后，每个月都会流失的营养物质，因为血液的重要组成成分之一就是血红蛋白。如果一个女孩患有 PEM，那么她的身体可能会通过减少月经量从而储存更多的蛋白质，这会导致月经不规律，比如两个月来一次月经，且每次的月经量很少等，这些都是身体缺乏蛋白质所表现出的信号。有一些青春期的女孩，由于患有 PEM，又来了月经，蛋白质的消耗量增加了，但摄入不足，甚至出现了脱发现象，这也是身体为了保留蛋白质所出现的反应。所以，家长一定要重视青春期女孩的蛋白质摄入。

营养师亮亮的小建议

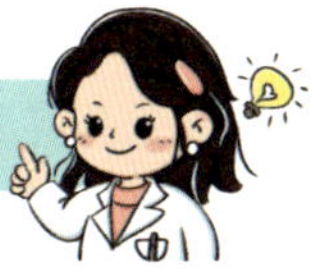

青春期的孩子已经有了自己的想法，有时候难免与家长的认知出现碰撞。家长或许觉得孩子缺少健康意识，还听不进家长的好意劝告，从而感到气愤与无奈。这里我想给家长提一个小建议，站在孩子的角度，发自内心地认同他们的喜好与价值观，才有可能真正帮助他们做到健康饮食。举个例子，父母只是一味强调孩子要健康饮食，不要喝奶茶，不要吃炸鸡，不要吃麻辣烫……除了让孩子感到厌烦，并不会有真正的成效，这些说教也没有意义。我建议家长基于孩子的饮食习惯及生活习惯，为孩子提供引导。比如孩子喜欢喝奶茶，那就在生活中教他如何挑选更健康的奶茶；孩子喜欢吃零食，那就告诉他如何选择添加剂更少、更健康的零食；孩子害怕长胖，那就让他们了解怎样健康饮食，在不发胖的同时，又能营养充足，健康成长。对青少年的营养教育绝非仅局限于饮食这一个角度，也应关注青少年的心理健康，加强亲子间的沟通，让孩子获得更全面的发展。

有大量真实案例证明，如果青春期的孩子盲目减肥，比如不吃主食，不吃早饭或晚饭等，都有可能导致营养不良，这不仅会影响孩子身高，还会导致骨密度降低、发育迟缓、月经紊乱、贫血等问题。这种在身材焦虑、营养观念、社会审美影响下，人为造成的营养不良情况发生频率很高，我们应该引导孩子建立正确的健康观念和饮食习惯，这会让孩子受益终身。

青春期的女孩子一定要注意饮食，确保关键营养素的摄入。作为家长，可以推荐孩子多吃瘦肉、鱼类、豆制品这些富含优质蛋白质的食物，还有绿叶蔬菜、水果，它们富含维生素 C 和铁，另外，豆制品、坚果富含异黄酮，对身体生长发育也很有益。这些食物能够满足孩子的身体营养需求，保证孩子正常发育，而且也不会让孩子发胖。

我们都知道糖类摄入过量是导致发胖的主要原因，而碳水化合物是日常糖类摄入的稳定来源。我们日常吃的主食，如米饭、面条、馒头、面包等都属于碳水化合物，有些人为了控糖，拒绝吃主食，这是不对的，其关键在于如何挑选和搭配。

青少年开始出现自我意识，表现之一就是开始在意外表，为了不长胖或少长青春痘，有些孩子采取断碳或低碳饮食。爱美之心并没有错，但这样的饮食可能会对生长发育造成负面影响。我建议可以尽量减少精制食物的摄入，比如白米饭和白面包，它们会让血糖迅速升高，青春痘和发胖的主要源头也是它们。我们可以选择血糖生成指数（GI）较低的食物作为主食，比如糙米、五谷杂粮、荞麦面、全麦面粉等。这些食物中的膳食纤维含量高，有助于减缓糖类的分解和吸收，还能提供丰富的维生素和矿物质，对身体健康有益。日常主食还可以搭配蔬菜、菌菇和藻类等配菜。这些食材不仅热量低，还能帮助控制血糖，同时增加饱腹感，减少人体对其他高热量食物的渴望。

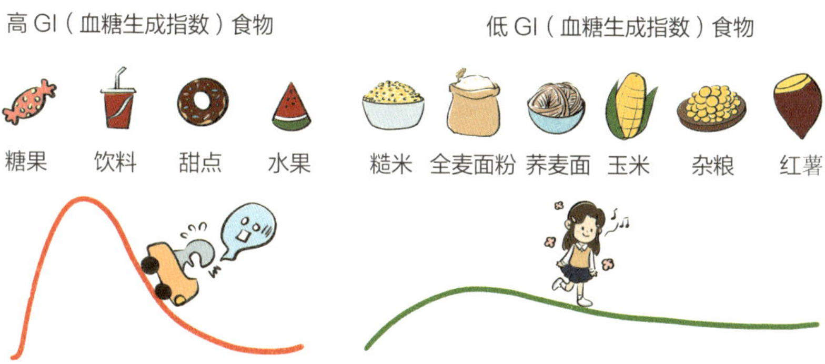

除了饮食上的照料，沟通也是值得家长重视的一门“功课”。青春期的孩子正在经历身体上的剧变，情绪会变得更为敏感，对家长的唠叨表现出抗拒和厌烦。家长应体谅孩子的心情，尽可能以包容、换位思考的态度和孩子沟通，不要羞于谈生理知识，可以提前帮助孩子了解身体发育过程，共同应对成长带来的变化，这样也能第一时间掌握孩子的发育情况。如果有需要，也可以及时请营养师介入，用专业知识帮助家长和孩子了解营养对身体的重要意义。营养干预的目标是让孩子在青春期有更好的发育，同时帮助孩子建立良好的健康观念与饮食习惯。

营养食谱 5

贝贝南瓜奶炖蛋

食材

- 贝贝南瓜 1 个，鸡蛋 1 个，牛奶 50g，少许盐

做法步骤

① 贝贝南瓜洗净，在 1/3 处切开，挖出瓜瓤，盖上南瓜盖上锅蒸 15 分钟。
② 打 1 个鸡蛋，加入 50g 牛奶，加少许盐搅拌均匀，过滤后倒入南瓜中。
③ 水开后上锅蒸 15 分钟，再焖 5 分钟取出即可。

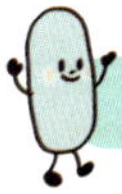

营养师亮亮想要说

南瓜含有丰富的锌，锌不仅参与人体内核酸、蛋白质的合成，还是肾上腺皮质激素的固有成分，也是促进人体生长发育的重要物质。鸡蛋营养价值很高，含有丰富的优质蛋白、氨基酸和铁等营养物质，建议每天吃一个，补充身体所需的蛋白质和铁，尤其要吃下蛋黄，因为铁元素都藏在蛋黄里。

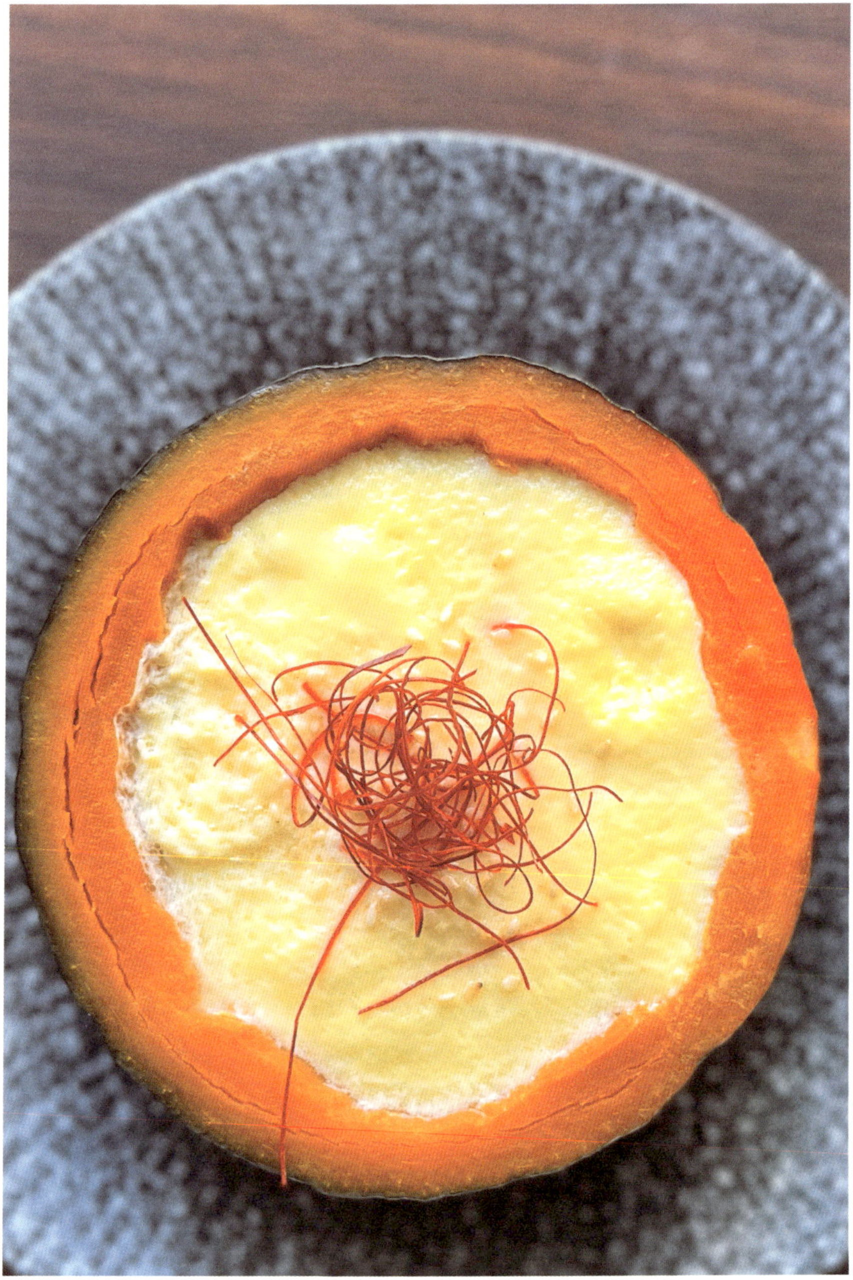

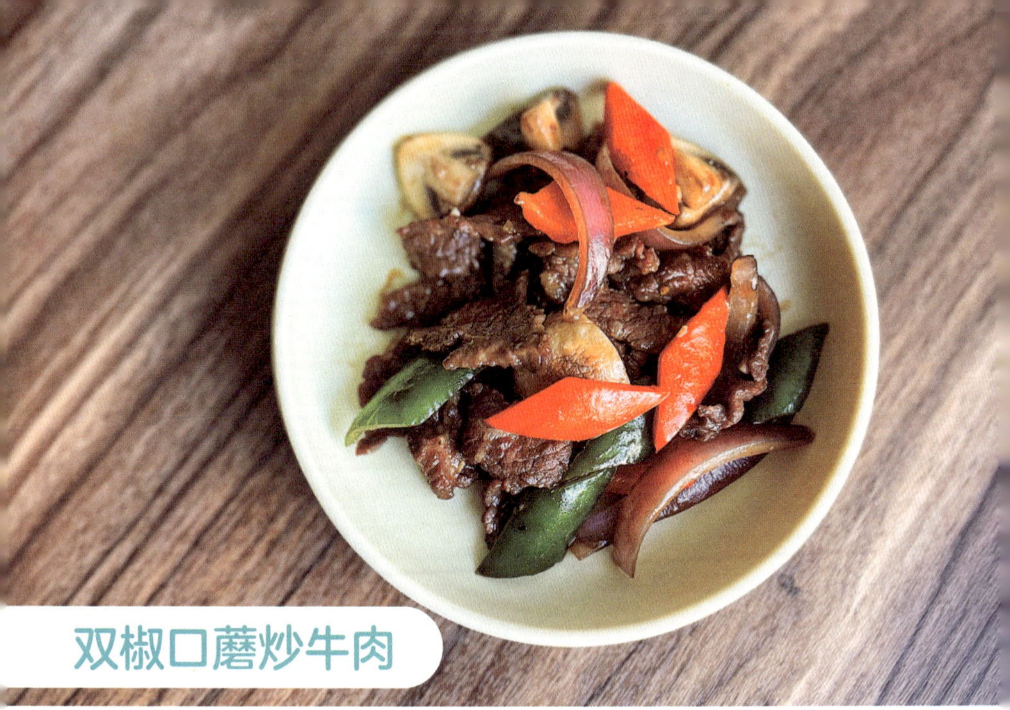

双椒口蘑炒牛肉

食材

- 黄牛肉 100g，洋葱 1/4 个，红椒 1/2 个，青椒 1 个，口蘑 7 个

配料

- 蒜，葱，姜，生抽，老抽，淀粉，植物油，蚝油，糖，黑胡椒

做法步骤

① 用小半碗水浸泡葱姜，可揉搓一下，泡好的葱姜水备用。

② 牛肉快速冲洗一下，逆纹切片备用，洋葱切丝，青椒、红椒切块，口蘑洗净切片备用。

③ 先腌制牛肉，2 勺姜葱水，1 勺生抽，半勺老抽，1 勺淀粉，抓拌均匀，最后喷少许油封住水分。

④ 锅中烧水，水开后加 1 勺盐，口蘑焯水，煮 1 分钟，捞出备用。

⑤ 锅中油烧至七成热，倒入牛肉翻炒，变色后捞出备用。

⑥ 锅中余油加入姜、蒜，倒入洋葱、彩椒，大火炒 1~2 分钟（小提示：牛肉一定要大火快炒，这样更嫩滑），继续倒入口蘑，加入牛肉翻炒。

⑦ 加半勺蚝油，半勺糖，少许黑胡椒，翻炒均匀起锅。

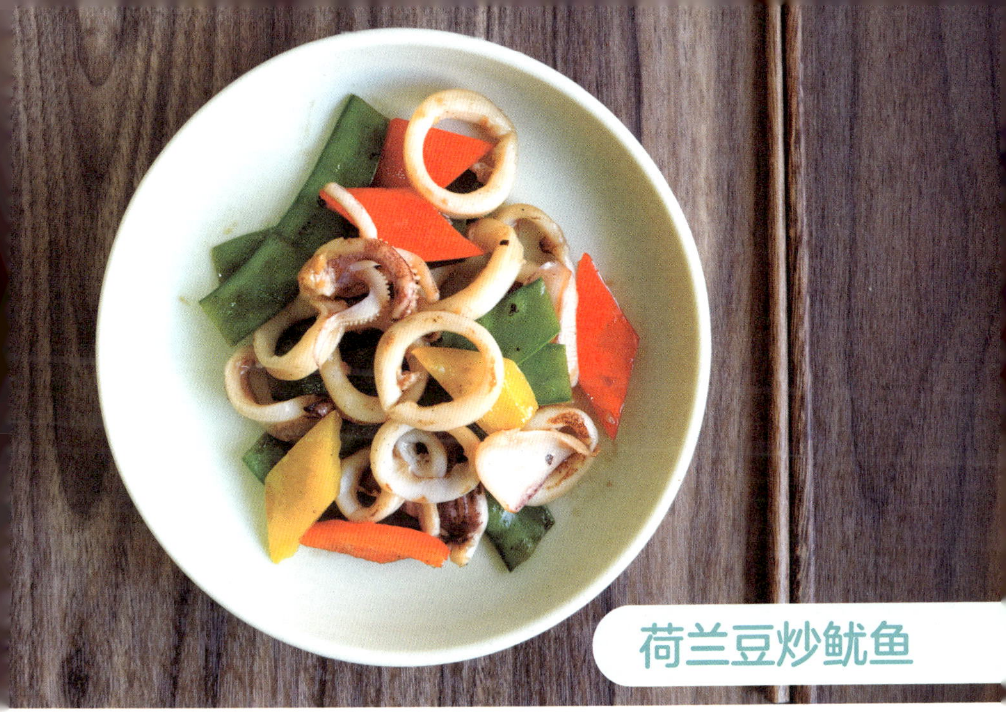

荷兰豆炒鱿鱼

食材

- 鱿鱼 200g，荷兰豆 200g

配料

- 蒜 2 粒，生抽，蚝油，老抽，鸡精，盐，料酒，白胡椒粉，植物油

做法步骤

① 鱿鱼洗净改花刀切花备用。

② 蒜切碎，荷兰豆去丝备用。

③ 鱿鱼冷水下锅，放入 2 勺料酒，焯水后捞出过凉水，荷兰豆焯水 1 分钟捞出备用。

④ 锅中热油放入蒜末爆香，倒入鱿鱼翻炒，加 1 勺生抽、1 勺蚝油、半勺老抽、1 勺鸡精、少许盐翻炒，放入荷兰豆炒至断生，最后撒上少许白胡椒粉调味即可出锅。

营养师亮亮想要说

鱿鱼是海鲜类食物，其营养价值非常高，它富含高质量蛋白质，能够为我们提供身体所需的能量，同时不会给身体带来过多的脂肪。此外，鱿鱼还含有丰富的维生素和矿物质，比如锌、硒、碘等，这些都是维持身体健康必不可少的营养素。荷兰豆含有一些天然抗菌消炎成分，有助于增强人体免疫力，可提高人体抗病能力，并促进人体新陈代谢。

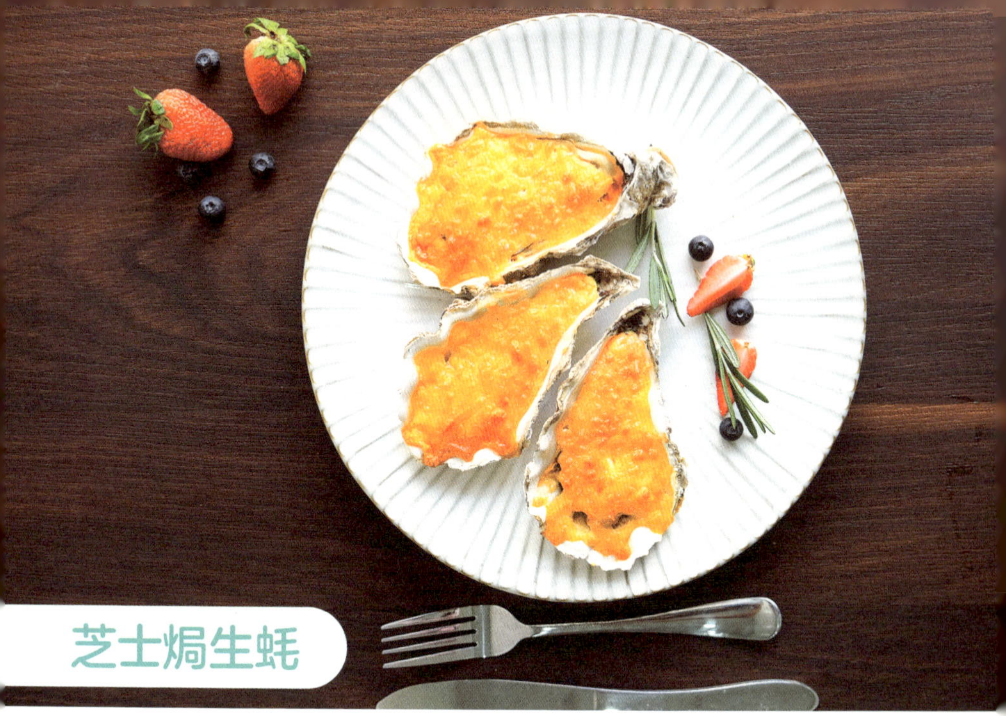

芝士焗生蚝

食材

- 生蚝，芝士碎

配料

- 鸡蛋 1 个，沙拉酱适量，柠檬 1 个

做法步骤

① 先制作酱料，取鸡蛋黄，加上适量沙拉酱和几滴柠檬汁，搅拌均匀。

② 新鲜生蚝洗净去上壳，涂上酱料，再铺上芝士碎。

③ 烤箱 180 度烤 8 分钟即可。

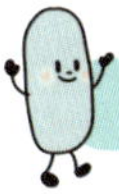

营养师亮亮想要说

生蚝被誉为“液体黄金”“海洋的牛奶”，不仅美味可口，更是营养宝库。它富含优质蛋白质、锌、铁、硒等，以及维生素 B_{12} 等微量元素，这些是维持人体健康不可或缺的营养成分。生蚝中的锌元素和硒元素，有助于提升人体免疫力，所含的牛磺酸、DHA、EPA 也是智力发育所需的重要营养素。搭配柠檬汁，不仅可以增强生蚝的鲜美风味，而且柠檬汁中的维生素 C 有助于促进铁的吸收，可预防贫血。奶香浓郁的芝士碎含维生素 A、维生素 D、维生素 E 和维生素 B_1、维生素 B_2、维生素 B_6、维生素 B_{12} 及叶酸，且含有钙、磷、镁等重要矿物质，可以满足孩子的生长发育需求，营养更全面。

食材

- 鲜虾仁100g，番茄1个，胡萝卜1/3根

配料

- 干淀粉，水淀粉，盐，酱油，葱花，姜片

做法步骤

① 番茄洗净切丁备用。

② 鲜虾仁洗净，放姜片腌制去腥。

③ 虾仁剁碎成虾泥，胡萝卜洗净剁碎成胡萝卜碎，加入2勺干淀粉、少许盐、0.5勺酱油搅拌均匀至上劲。

④ 手上蘸水，取1勺虾馅搓成丸子，直至所有虾馅用完，放入开水锅中煮熟。

⑤ 热锅烧油，放入番茄丁，小火熬出沙，熬成番茄汁，加入水淀粉勾芡。

⑥ 将煮熟的虾丸放入番茄汁中，晃动锅，让虾丸均匀裹上番茄汁，出锅撒上葱花即可。

酸甜茄汁虾丸

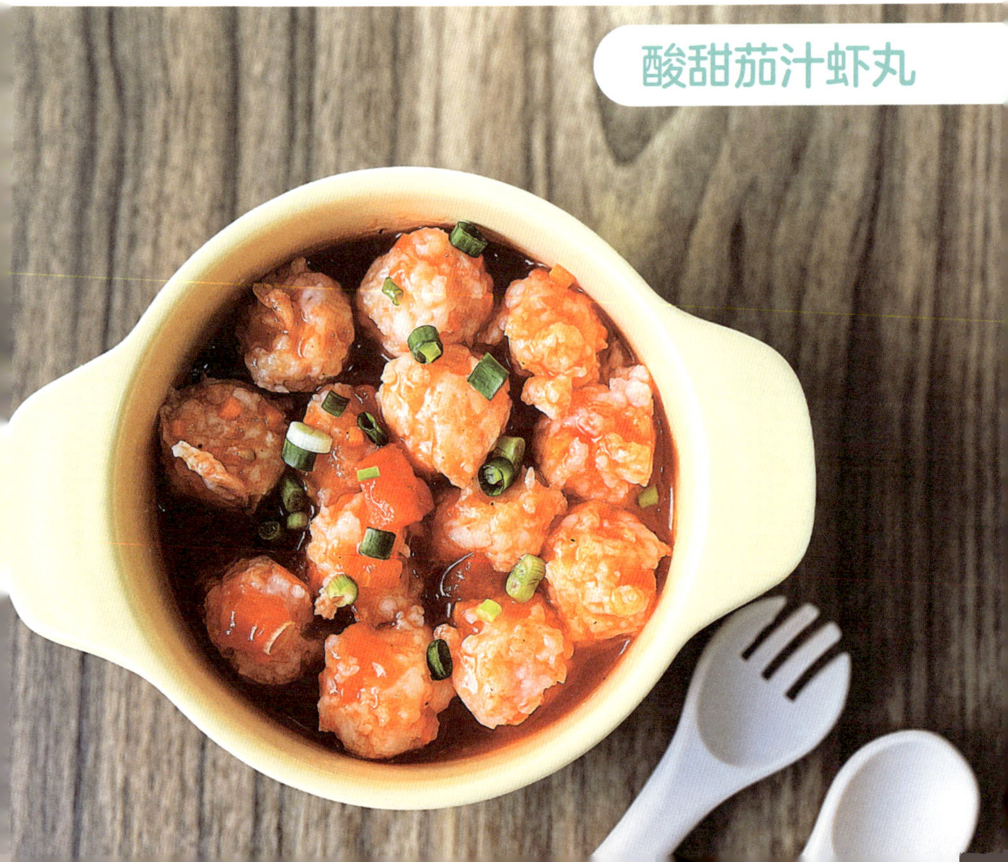

三鲜河粉

食材

- 河粉 1 把，皮蛋 1 个，鸭蛋 1 个，白菜心 1 小把，鲜虾仁 5 只

配料

- 盐，胡椒粉

做法步骤

① 白菜心洗净切段备用。

② 热锅烧油，加入皮蛋、鸭蛋，用锅铲铲碎。

③ 锅中加入 2 碗热水，放入虾仁和白菜心，加入少许盐和胡椒粉。

④ 最后放入河粉，煮 3 分钟，锅开后撒入葱花即可。

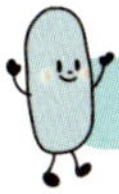

营养师亮亮想要说

这道三鲜河粉鲜美无比，皮蛋、鸭蛋、虾仁富含优质蛋白，可以帮助孩子增肌，提升身体免疫力。河粉富含碳水化合物，通过搭配各种肉蛋和蔬菜，补充蛋白质、维生素和矿物质，实现营养均衡。

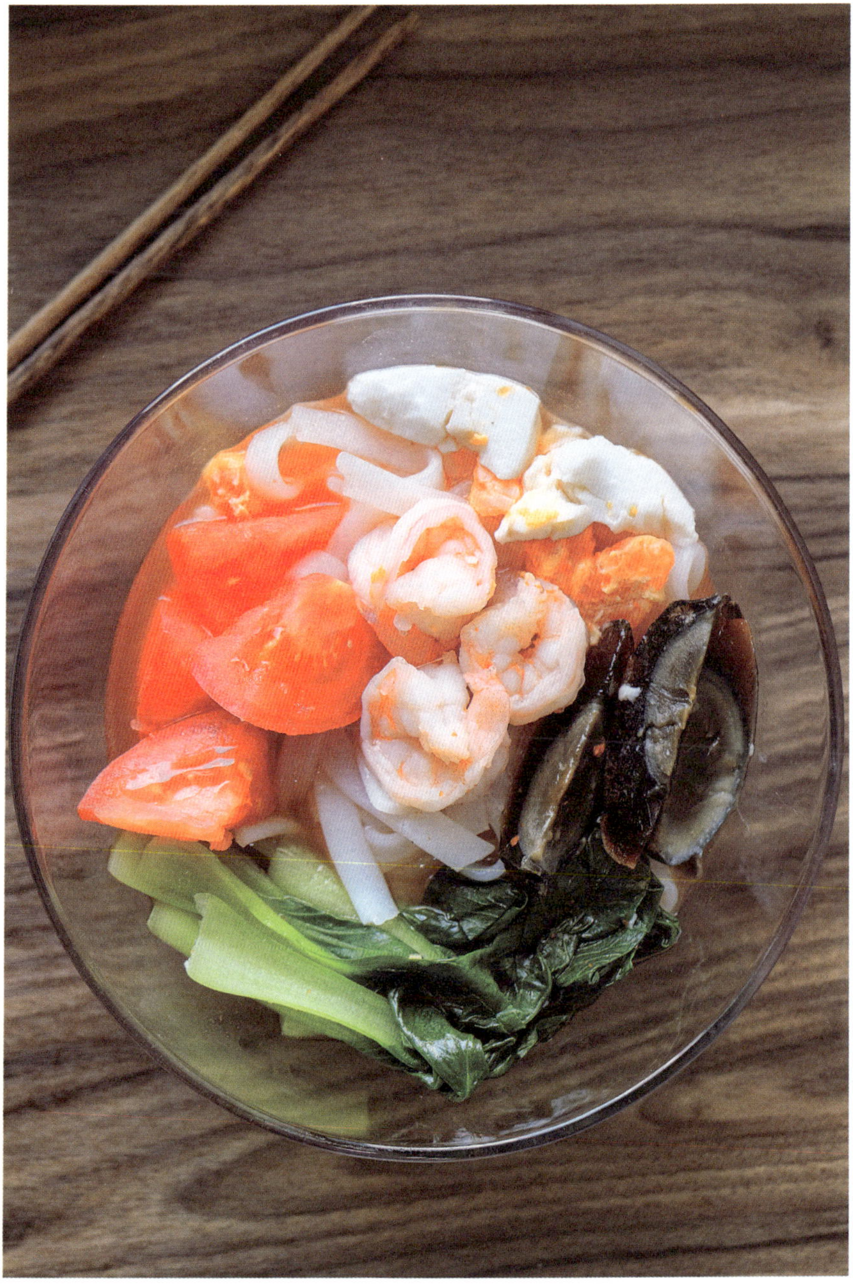

营养食谱 6

肥牛盖饭

食材

- 1 碗白米饭，肥牛 100g，洋葱 1/4 个，西蓝花 3 朵

配料

- 植物油，盐，照烧汁调料，白芝麻少许

做法步骤

① 洋葱洗净切丝备用。
② 锅中水烧开，撒入少许盐和油，西蓝花洗净放入锅中焯水 1 分钟捞出。
③ 热锅烧油，肥牛下锅煎一下去腥。
④ 锅中加入洋葱丝，倒入 2 勺照烧汁调料，翻炒均匀。
⑤ 加入小半碗清水，煮开，撒上白芝麻即可出锅。
⑥ 把煮好的肥牛和西蓝花放到米饭上即可。

营养师亮亮想要说

这道肥牛盖饭很适合做正餐，肥牛富含蛋白质、铁、维生素和其他矿物质，有助于身体组织和细胞的合成，并且肥牛中的膳食纤维可以促进肠道蠕动，有助于消化和预防便秘。

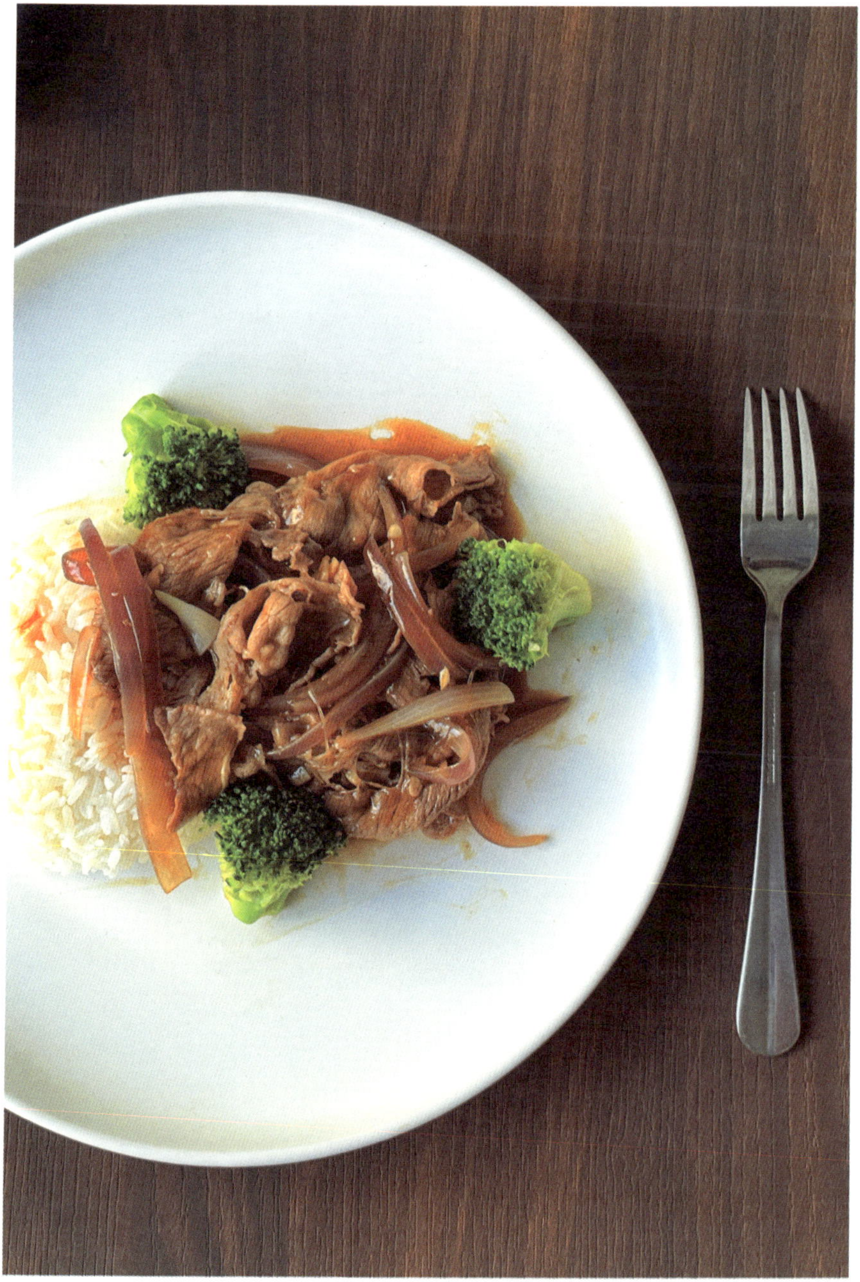

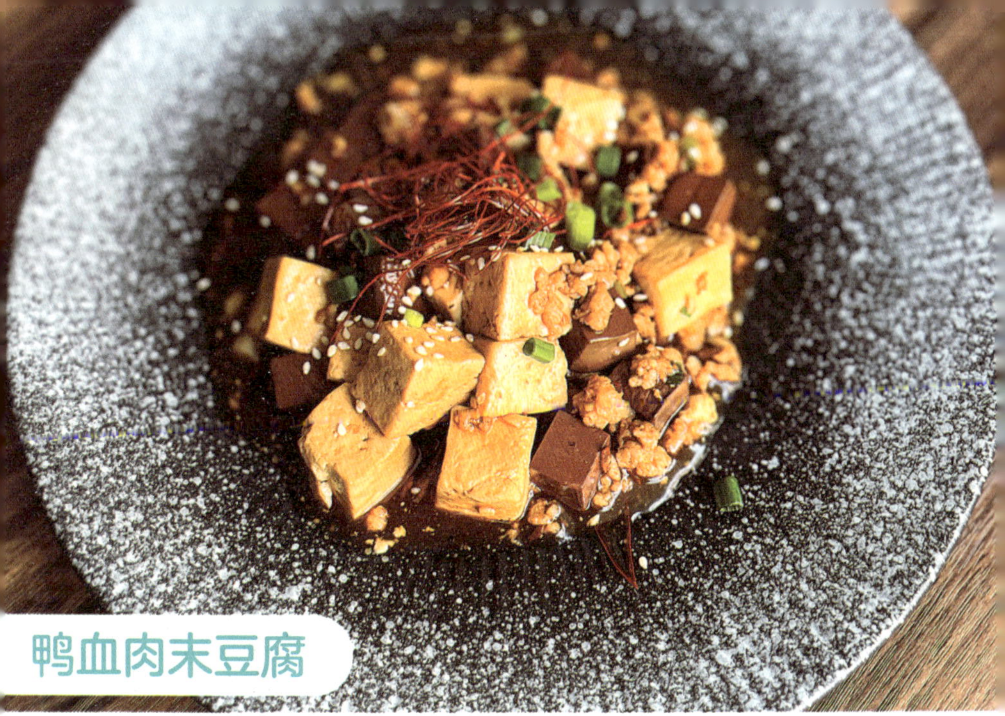

鸭血肉末豆腐

食材

- 鸭血 100g，豆腐 100g，肉末 50g

配料

- 葱，蒜，生抽，老抽，蚝油，糖，淀粉水，植物

做法步骤

① 鸭血、豆腐切块备用。

② 锅中烧水，水开下鸭血、豆腐焯水 2 分钟。

③ 热锅烧油，下葱末、蒜末，下肉末炒至变色。

④ 下鸭血、豆腐，加入 2 勺生抽、0.5 勺老抽、少许蚝油、少许糖搅拌均匀。

⑤ 加入小半碗水淀粉，煮 2 分钟，最后撒上葱花即可出锅。

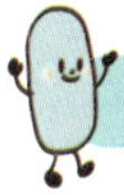

营养师亮亮想要说

动物血有“液态肉”之称，其蛋白质含量和肉类差不多，其中鸭血含铁量高且吸收率高，可以预防缺铁性贫血。豆腐是一种高蛋白、低脂肪营养食品，经常食用可补充身体所需的营养素，豆腐是人体植物蛋白质的优质来源之一，大豆的蛋白质生物学价值可与鱼肉媲美，是植物蛋白中的佼佼者。

食材

- 猪肉馅 200g，糯米 100g，胡萝卜 1/3 根，鲜香菇 2 朵，鸡蛋 1 个

配料

- 葱，姜末，芝麻油，生抽 2 勺，蚝油 1 勺，盐，胡椒粉

做法步骤

① 糯米洗净浸泡 2 小时，沥干备用。

② 鲜香菇、胡萝卜、葱花、姜洗净切末。

③ 将步骤②中的材料和猪肉馅放在一个碗中，打入 1 个鸡蛋，加适量芝麻油、生抽 2 勺、蚝油 1 勺，盐、胡椒粉适量。

④ 用筷子顺一个方向均匀搅拌至肉馅上劲。

⑤ 手上蘸点水，将肉馅团成丸子，然后裹上泡好的糯米，用手轻轻按压表面，防止糯米脱落，将做好的珍珠糯米丸子摆放在盘子中。

⑥ 蒸锅中倒入水，水开后将糯米丸子放入蒸锅，大火蒸 30 分钟即可。

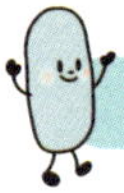

营养师亮亮想要说

猪肉是我们日常餐桌上常见的肉类之一。它富含优质蛋白质、B 族维生素和矿物质，尤其是铁元素含量较高。适量食用猪肉可满足人体对铁元素的需求，有助于预防贫血，并为身体提供能量。此外，猪肉中的钙、磷含量也较高，有助于骨骼发育。糯米富含蛋白质、脂肪、碳水化合物、维生素 B_1、维生素 B_2、烟酸、钙、铁、磷等，其中磷元素可协助淀粉与脂肪代谢，提供热量，恢复体力，B 族维生素可以促进食欲、改善神经系统。

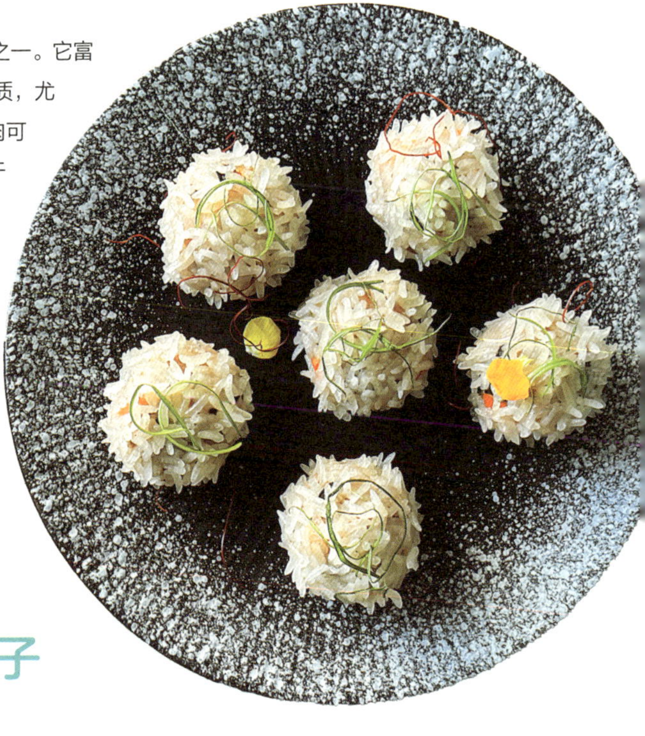

珍珠糯米丸子

食材

- 老豆腐 1 块，海苔 2 小包

配料

- 玉米淀粉，生抽 2 勺，蚝油 1 勺，老抽 0.5 勺，料酒 1 勺，蜂蜜 1.5 勺，白芝麻少许，清水 4 勺，植物油

做法步骤

① 制作照烧汁，生抽2勺、蚝油1勺、老抽0.5勺、料酒1勺、蜂蜜1.5勺、清水4勺，搅拌均匀。

② 老豆腐切成长条，豆腐中间包上一层海苔。

③ 豆腐四周均匀的蘸上一层玉米淀粉。

④ 热锅烧油，小火把豆腐煎至四面金黄。

⑤ 倒入提前准备好的照烧汁，摇晃均匀，盖上盖子小火焖 5 分钟。开盖大火收汁，撒上少许白芝麻即可出锅。

营养师亮亮想要说

豆腐含有人体必需的多种微量元素，还含有丰富的优质蛋白，素有“植物肉”的美称。豆腐的消化吸收率在 95% 以上，并且每 100 克豆腐就含有 119 毫克磷。吃豆腐可以补充磷，有助于促进人体骨骼和牙齿的健康发育。豆腐还含有丰富的植物雌激素——大豆异黄酮，有助于人体内雌激素平衡，促进卵巢发育。海苔中含有多种 B 族维生素，特别是核黄素和烟酸的含量十分丰富，还含有维生素 A 和维生素 E，以及少量的维生素 C。海苔含有多种矿物质，其中有维持人体正常生理功能所必需的钾、钙、镁、磷、铁、锌、铜、锰等，其含硒和碘尤其丰富，这些矿物质可以维持机体的酸碱平衡，有利于儿童的生长发育。

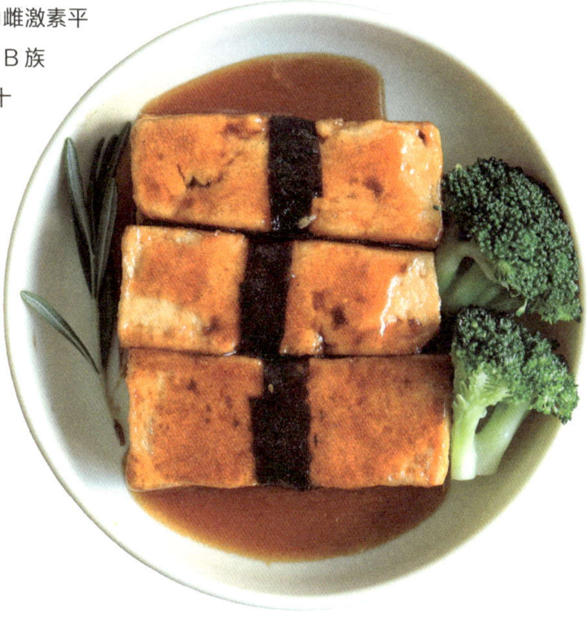

海苔照烧豆腐

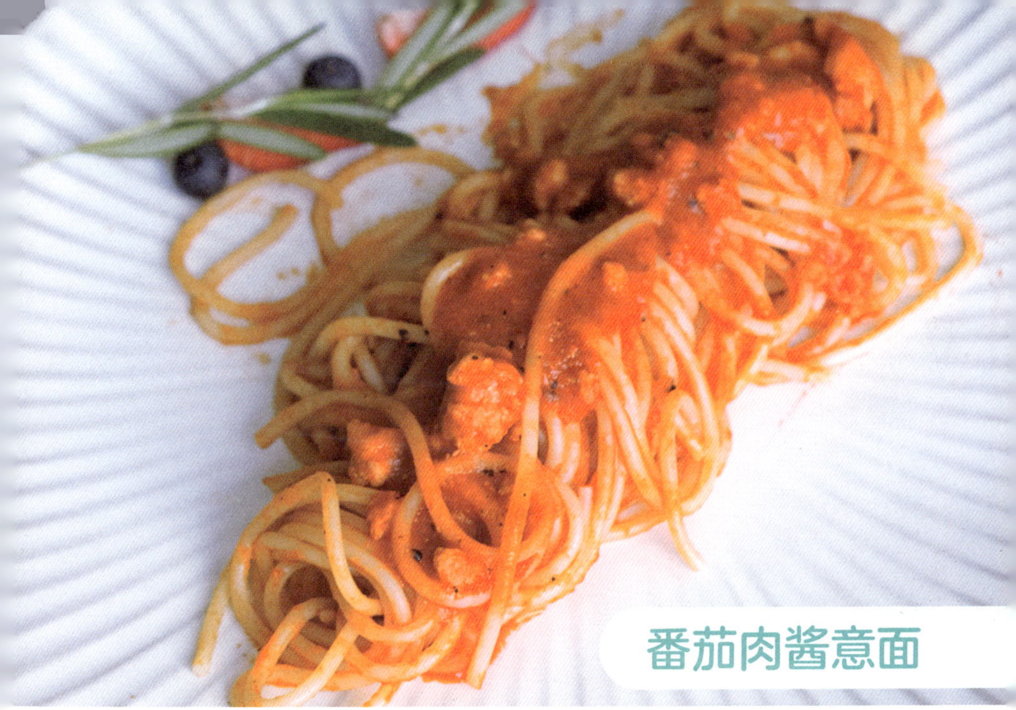

番茄肉酱意面

食材

- 意大利面 1 小把，猪肉末 100g，番茄 1 个

配料

- 生抽 2 勺，老抽 0.5 勺，蚝油 1 勺，番茄酱 2 勺，白砂糖 0.5 勺，盐少许，淀粉 1 勺，橄榄油

做法步骤

① 番茄去皮切丁备用。

② 制作酱汁，生抽 2 勺，老抽 0.5 勺，蚝油 1 勺，番茄酱 2 勺，白砂糖少许，淀粉 0.5 勺，清水小半碗，搅拌均匀。

③ 锅中加水，水开放少许盐和橄榄油煮意大利面，煮 8~10 分钟捞出过凉水。

④ 炒锅中油热后下肉末炒出油脂，加入蒜末和番茄继续翻炒出汁，倒入酱汁翻炒至浓稠，下意面搅拌均匀即可。

营养师亮亮想要说

番茄富含多种营养成分，包括番茄红素、维生素 C、B 族维生素、苹果酸、柠檬酸和糖类等，可以增强免疫力，帮助消化。猪肉末富含蛋白质、脂肪、碳水化合物、钙、磷、铁等营养成分，以及人体必需的氨基酸。番茄肉酱意面非常开胃，孩子没有胃口的时候可以安排上。

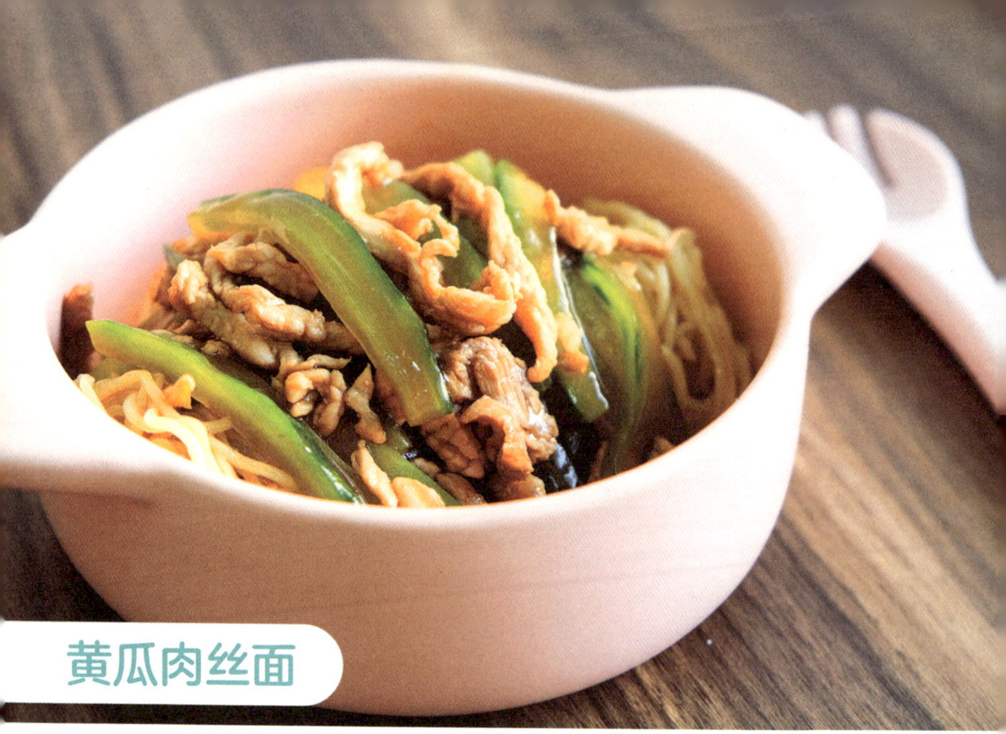

黄瓜肉丝面

食材

- 竹升面 1 把，猪肉 50g，黄瓜 1/2 根

配料

- 葱白，0.5 勺老抽，1 勺生抽，1 勺蚝油，花椒少许，植物油

做法步骤

① 葱白、猪肉、黄瓜切丝备用。
② 热锅烧油，放入葱白，加少许花椒爆香。
③ 放入肉丝，加 0.5 勺老抽、1 勺生抽、1 勺蚝油翻炒均匀，肉丝炒熟盛出。
④ 锅中倒入水烧开，放入竹升面，煮熟后捞出盛到碗中。
⑤ 碗中放上黄瓜丝和肉丝即可。

营养师亮亮想要说

这款黄瓜肉丝面很受孩子喜欢，肉丝搭配黄瓜丝，再加上面条，作为一份营养满满的早餐再适合不过了。这款富含优质蛋白和碳水化合物，有助于增强免疫力的黄瓜肉丝面涵盖了主食、肉类、蔬菜，无论是作为早餐还是作为午餐、晚餐都很适合。

后 记

用吃的每一口提升体质

为糖尿病妈妈改读临床营养学

妈妈突如其来的糖尿病改变了我的人生。

在加拿大 UBC（University of British Columbia，英属哥伦比亚大学）留学的第一年，妈妈来加拿大探望我，接机的时候，我半天没找到妈妈的身影，直到她走到我身边。天啊！我几乎认不出她，整个人病恹恹的，非常憔悴。我与妈妈四目相对，看到她左眼眼白处鲜红的血痕，我的心头像是被刀刺了一下。原来妈妈得了糖尿病，体重从 55 千克急降到 41.5 千克，眼底还出现了病变。为了不让我担心，她一直瞒着不告诉我这件事。

看着眼前瘦骨嶙峋、弱不禁风的妈妈，我脑海里不断想起当年外婆被糖尿病折磨的模样，内心被一层阴霾笼罩。为了治疗妈妈的糖尿病，我绞尽脑汁，几乎想遍了所有可能的途径。最后非常幸运，我就读的加拿大 UBC 的医学院是全球排名前 15 的顶尖院校，在这里我遇到了世界顶尖的营养学教授。我一次又一次地向教授咨询妈妈的病情，在第五次营养咨询的时候，教授若有所思，郑重地给了我一个建议："基于你的原专业及非常突出的学习成绩，你是否考虑转到临床营养专业？或许比起服务植物（原专业为园林设计），服务你的妈妈、你的家庭，甚至以后回到中国服务你所在的社区，会对人们有更大的帮助。"

接下来的一段日子，教授的话反复在我的脑海里响起，给了我一股无形的力量，最终我放弃园林设计专业，决心成为一名临床营养师。本科的几年时间里，我总是带着使命一边穿梭在教室、实验室和图书馆之间，一边研究妈妈的各项指标，为远在中国的妈妈进行营养干预。营养学的力量让妈妈的体检指标一次比一次好，眼底病变也逐步好转，每次去复查时，医生也不禁感叹妈妈的饮食方式是如此有效，二甲双胍、降脂药等药物逐渐减量，最终妈妈实现了脱离药物。

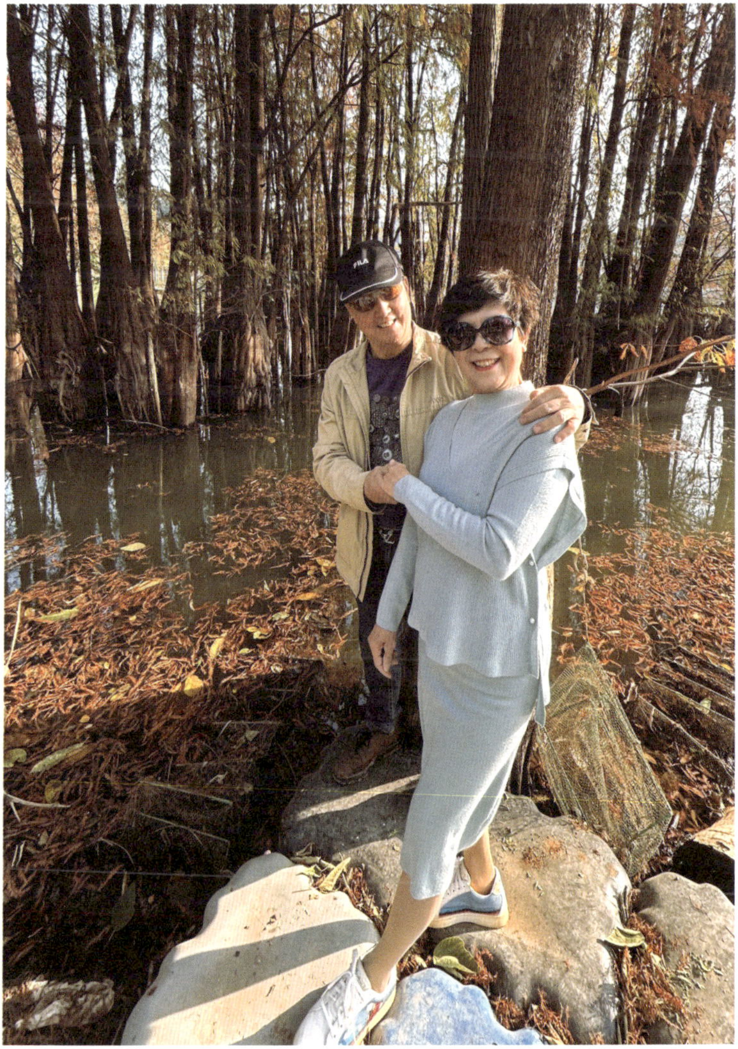

73 岁的妈妈状态极佳，精神饱满

成为科比、刘翔的营养师

加拿大的留学经历不只让我收获了知识，还对我的职业生涯产生了深远影响。UBC 校长在一次演讲中说："你们的身份是世界公民，愿你们在这所优秀的高等学府毕业后，能用你们的专业及智慧，为你们所在的社区、为人们解决问题，创造价值。"

大学毕业后，我以高分成为加拿大不列颠哥伦比亚省儿童医院新生儿重症科（NICU）的营养师。面对那些脆弱的新生命，我意识到人体免疫力的提升不是通过药物来建立的，而是通过营养建立起来的。

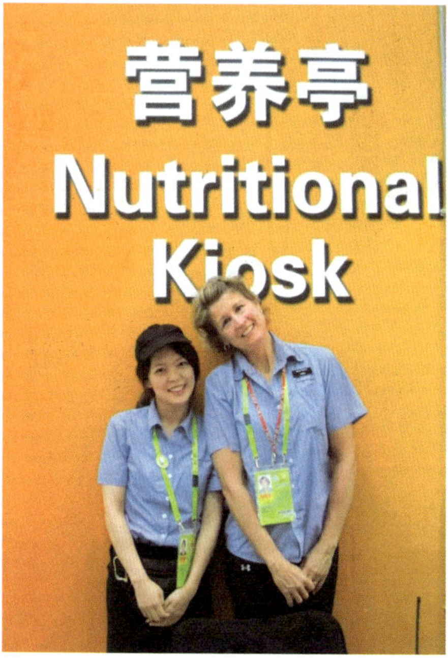

2010 年邹亮亮担任亚运会运动员营养师

我希望能够将先进的临床营养理念带回我的祖国，让更多的人受益。于是，我决定继续深造，并在 2007 年获得香港大学全额奖学金，攻读了硕士学位。毕业后，我受聘于世界顶尖专业营养配餐公司——美国 Aramark 公司，在 2010 年亚运会及美国湖人队中国赛项目中，我非常荣幸地成了科比、刘翔的营养师。

1.85 千克女儿逆风翻盘

回到国内定居后，我的人生进入了一个新阶段——初为人母，生下了一对龙凤胎。

孕早期时我得知自己是双胎妊娠，感到惊喜的同时，上天又对我开了个玩笑：其中一个胎儿先天性脐带狭窄，多位产科医生都认为胎儿发育不太乐观。艰难的双胎孕期坚持到 37 周，小女儿可可出生了。她出生时体重只有 1.85 千克，手掌大小，黝黑黝黑的小身体从手术室直接被送往新生儿重症科。初为人母，我为瘦小的宝宝感到心疼，但我同样感到庆幸，女儿有位营养师妈妈。女儿是上天派到我身边让我持续修炼的“小案例”，我把 11 年的理论学习与实践经验一一用在可可身上，1.85 千克的“小黑宝”最终蜕变成健康快乐、朝气蓬勃的白天鹅。

作为临床营养师与妈妈，我非常幸运地拥有“双面医患视觉”。在过往的工作中体会不到的问题，我在照料低体重女儿时深刻体会到了，营养师不能“高高在上”，反而需要触及生活中的每一个细节，理解营养不良的孩子吃饭和消化的能力较弱，因此对父母的照料要求会特别高。为孩子打好营养基础，绝对不是营养师的一家之言，而是需要营养师——父母——孩子三者共同努力，合作共赢。

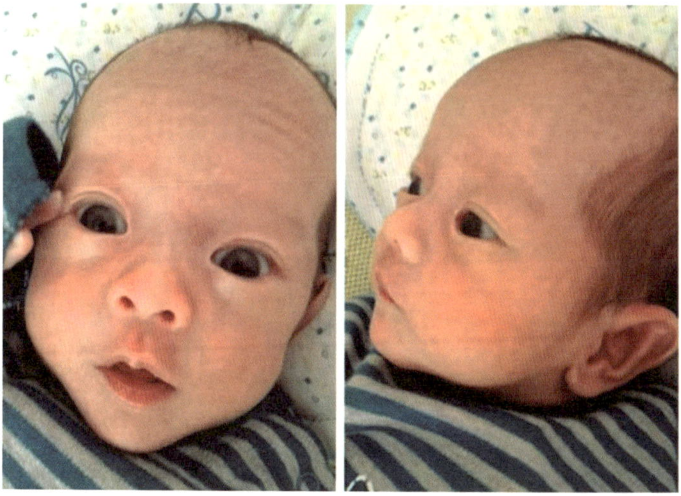

女儿可可 20 天时还很瘦小

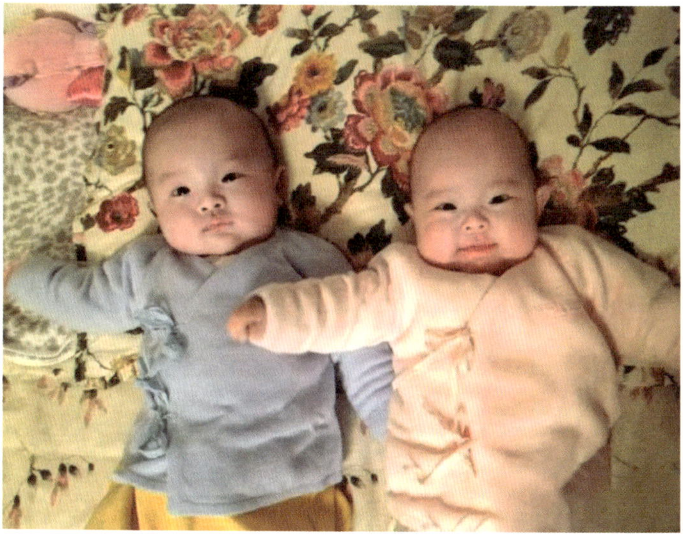

6 个月时女儿可可已经达到正常生长标准

营养学的力量应该让更多人知道

经过在加拿大、中国香港的学习工作，我看到了国人从骨子里追求健康、追求养生的愿望。但由于各种信息差，不少人在健康路上走了弯路，比如孩子胃口不好、肠胃道吸收不良、反复生病、不长肉、不长个儿，现今常用的干预手段往往是中西药物、激素等。这让我深感痛心，孩子们的种种症状，大部分是因为 PEM，通过个性化的营养评估，针对性的科学饮食方案，合理地补充营养，就可以帮助他们建立更好的免疫系统，更健康地成长。

2018 年，我决定成立营家优全营养干预公司，“营家”意为“营养从家开始”。

我不是个生意人，我是一名营养师。

创业的想法非常简单。我是营养学的受益者，患糖尿病的妈妈和 1.85 千克的女儿是被营养学拯救的。当年 UBC 校长在台上说话的那一幕仍常常浮现在眼前，我希望把我的幸运传递给更多的人。

越来越多的循证证据表明，健康和寿命有 60% 取决于生活方式，其中饮食最为重要。营养干预能把健康问题从治疗转向预防，从被动转为主动。而解决健康问题也不只是一名医生的单打独斗，它是一个多学科协作项目，营养师是其中的重要角色之一。

科学的饮食方式，能让每一口食物发挥最大作用，帮助我们改善体质。当营养学知识融入一个家庭、一个孩子的生活方式，那么无论处在什么时候、什么环境，我们都能找到通往健康的道路。微观到一个孩子的健康成长，一个家庭的幸福快乐，宏观到国民的体质进步，国家医疗负担的减轻，都能从营养学中获取源源不断的力量。愿大家从今天开始健康饮食，规律运动，做一点小改变，为孩子的健康、自己的未来兑换更多的健康财富，这是我们可以把握在手里的东西。